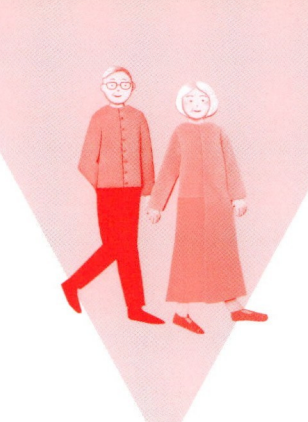

サルコペニア・フレイルに関する栄養管理ガイドライン

2025

GUIDELINES FOR NUTRITIONAL MANAGEMENT
OF SARCOPENIA AND FRAILTY 2025

|編集| 日本臨床栄養学会

日本サルコペニア・
フレイル学会

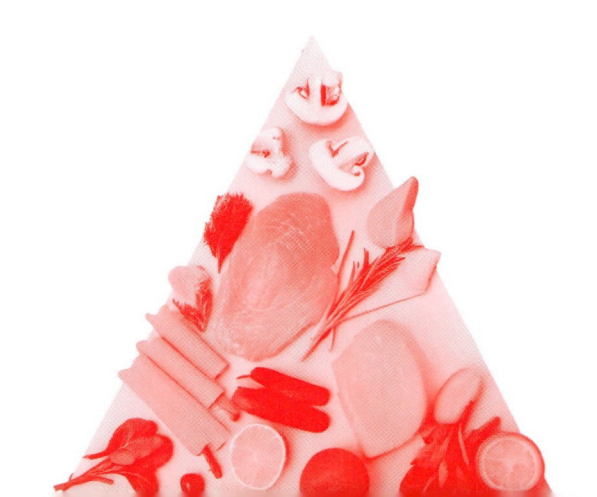

南江堂

＜作成組織＞

作成主体：日本臨床栄養学会，日本サルコペニア・フレイル学会

統括委員

葛谷	雅文（代表）	名鉄病院
菅野	義彦	日本臨床栄養学会理事長（東京医科大学腎臓内科学分野）
荒井	秀典	日本サルコペニア・フレイル学会代表理事（国立長寿医療研究センター）
西口	修平	浪速肝臓研究所／大阪公立大学大学院医学研究科

ガイドライン作成委員（五十音順）

飯島	勝矢	東京大学高齢社会総合研究機構・未来ビジョン研究センター
梅垣	宏行	名古屋大学大学院医学系研究科地域在宅医療学・老年科学
佐竹	昭介	国立長寿医療研究センター老年内科
佐藤	晋	京都大学大学院医学研究科呼吸管理睡眠制御学
新村	健	兵庫医科大学医学部総合診療内科学
杉本	研	川崎医科大学総合老年医学
西川	浩樹	大阪医科薬科大学内科学Ⅱ教室
森	克仁	大阪公立大学大学院医学研究科腎臓病態内科学
吉村	芳弘	熊本リハビリテーション病院サルコペニア・低栄養研究センター
若林	秀隆	東京女子医科大学リハビリテーション科

システマティックレビュー委員（五十音順）

井上	愛子	名古屋大学未来社会創造機構
井上	達朗	新潟医療福祉大学リハビリテーション学部・理学療法学科
上殿	英記	大阪公立大学大学院医学研究科代謝内分泌病態内科学
宇野	千晴	名古屋学芸大学管理栄養学部
岡村	正嗣	シャリテ・ベルリン医科大学シャリテ保健研究所再生医療研究センター
小川紗友梨		国立長寿医療研究センター栄養管理部
小川	真人	神戸大学生命・医学系保健学域
角谷	裕之	川崎医科大学総合老年医学
木下かほり		国立長寿医療研究センターフレイル研究部
黄	啓徳	医仁会武田総合病院疾病予防センター
佐藤	陽一	魚沼基幹病院リハビリテーション技術科
庄嶋	健作	兵庫医科大学医学部総合診療内科学
鈴木	規雄	聖マリアンナ医科大学循環器内科
孫	輔卿	東京大学高齢社会総合研究機構・未来ビジョン研究センター
津田	昌宏	大阪公立大学大学院医学研究科代謝内分泌病態内科学
永田	一真	神戸市立医療センター中央市民病院呼吸器内科
長野	文彦	熊本リハビリテーション病院サルコペニア・低栄養研究センター
藤田	幸男	奈良県立医科大学附属病院栄養管理部

前田　篤史	国立長寿医療研究センター栄養管理部
松井　將太	大阪医科薬科大学内科学II教室
松本　彩加	熊本リハビリテーション病院サルコペニア・低栄養研究センター
宮﨑　香奈	国立病院機構長良医療センター栄養管理室
森　隆志	総合南東北病院口腔外科摂食嚥下リハビリテーションセンター
安岡実佳子	医薬基盤・健康・栄養研究所身体活動研究センター
山﨑　博充	兵庫医科大学医学部総合診療内科
山本　稔也	川崎医科大学総合老年医学
李　嘉琦	近畿大学医学部医学科公衆衛生学
呂　偉達	東京大学高齢社会総合研究機構

外部査読委員 （学会名含め五十音順）

［日本栄養治療学会］

| 栢下　淳 | 県立広島大学地域創生学部 |
| 吉田　貞夫 | ちゅうざん病院 |

［日本肝臓学会］

| 寺井　崇二 | 新潟大学大学院医歯学総合研究科消化器内科学分野 |
| 吉治　仁志 | 奈良県立医科大学消化器・代謝内科 |

［日本呼吸器学会］

| 金子　猛 | 横浜市立大学大学院医学研究科呼吸器病学 |
| 室　繁郎 | 奈良県立医科大学呼吸器内科学 |

［日本循環器学会］

| 安斉　俊久 | 北海道大学大学院医学研究院循環器内科学教室 |
| 山本　一博 | 鳥取大学医学部循環器・内分泌代謝内科 |

［日本腎臓学会］

| 荒木　信一 | 和歌山県立医科大学腎臓内科学講座 |

［日本透析医学会］

| 神田英一郎 | 川崎医科大学健康管理学 |

［日本糖尿病学会］

| 久米　真司 | 滋賀医科大学糖尿病内分泌・腎臓内科 |
| 福井　道明 | 京都府立医科大学大学院医学研究科内分泌・代謝内科学 |

［日本病態栄養学会］

| 本田　佳子 | 女子栄養大学／群馬パース大学 |
| 山田祐一郎 | 関西電力病院 |

［日本老年医学会］

| 田村　嘉章 | 東京都健康長寿医療センター糖尿病・代謝・内分泌内科 |
| 前田　圭介 | 愛知医科大学栄養治療支援センター |

序　文

　世界的な人口の高齢化に伴い，今まで「年のせい」で済まされていた様々な高齢者に出現する症候が注目されてきている．その代表的なものとしてサルコペニアとフレイルがある．

　1989 年に医師であり栄養学者でもあった Rosenberg IH が加齢に伴う骨格筋量の減少の重要性を主張し，「サルコペニア」という造語を提唱して以来，加齢に伴う一次性以外にも疾病に伴う二次性サルコペニアに関しても大変注目される病態となった．また，「フレイル」は 1990 年代に老年医学者たちにより老年医学的介入により恩恵を受ける高齢者の状態として捉えられ，2001 年に Fried LP らにより診断基準が提案され，高齢者の身体機能障害にいたる重要なプロセスとして認識された．

　現在，世界的な高齢者の増加に伴い，高齢者の自立期間の延長や健康維持の重要性が認識され，それらに関する取り組みが広がってきている．そのなかでサルコペニアとフレイルの存在ならびにそれらの予防や治療的介入の重要性が高まってきている．実際，このサルコペニアとフレイルの存在は高齢者の身体機能の低下のみならず，認知機能の低下や疾病の発症・重症化，社会的孤立，生命予後の悪化にも強く関与していることが明らかになってきている．一方でこの 2 つの病態は互いに強く関連していると同時に，可逆的な特徴があり，早く診断し，適切な介入により健常に復帰することができる．今まで様々な介入方法が提案されてはいるが，そのなかでも栄養療法の重要性は早くから認識され，すでに多くの研究の蓄積がある．

　一方で，多彩な栄養療法（介入）が報告されてはいるが，すでに十分なエビデンスがある栄養療法もあれば，なお十分な研究がなく推奨にいたらない栄養療法もあるはずである．日々この分野の研究は進んでいるが，まずは今回，現時点でのエビデンスを明らかにすることを目的としてサルコペニアならびにフレイルに対する栄養管理に関するガイドラインの作成を試みた．今回のガイドラインでは加齢を主要因とする場合以外に，疾病を主要因とするサルコペニアやフレイルにも範囲を広げ栄養療法の効果に関するシステマティックレビューも追加した．本ガイドラインがサルコペニアやフレイルの治療や今後の研究の進展に少しでも役立つことを期待したい．また，最後に本ガイドラインの作成にかかわったすべての関係者に謝意を表する．

2025 年 3 月

ガイドライン作成組織代表
葛谷雅文

「サルコペニア・フレイルに関する栄養管理ガイドライン 2025」作成にあたって

目的

　超高齢社会に突入している日本の重要課題のひとつとして健康寿命の延伸がある．この実現のためには疾病（重症化）予防はもちろんのこと，近年注目されているサルコペニアやフレイルの対策が喫緊の課題である．これらの誘因としては，加齢のみならず本人が抱える疾病，薬剤，食事や運動を含む生活習慣，環境，社会性など多因子が関与していることが想定されている．なかでも食事（栄養）の関与は重要であり，サルコペニア・フレイルの予防ならびに治療に関しても中心的な役割を果たしていることが明らかにされてきている．また，近年サルコペニア・フレイルに関しても，加齢を基盤とした研究報告以外に様々な疾病に伴う報告が増えてきている．各臓器障害にこれらサルコペニアやフレイルを合併するとさらに転帰不良が増加することも知られている．

　昨今これらサルコペニア・フレイルと栄養に関する多くの報告が蓄積されつつあるが，システマティックレビュー（SR）をもとにした報告は必ずしも多くない．本ガイドラインはサルコペニアならびにフレイルに関する食事・栄養に関する SR を通じてその有用性を検討し，それらの知見を研究，医療につなげることを目的とする．

ガイドラインがカバーする範囲

　本来はサルコペニア・フレイルに関する予防，治療を含めた栄養ならびに食事に関する SR を実施すべきであるが，別企画として予防に関しては現在 SR が計画されていることもあり，本企画は一次性サルコペニアならびにフレイルに関する事項に関しては基本的には予防を含まず治療を目的とした SR を行う（注：プレフレイル状態に対する治療介入も含む．また，治療目的の介入研究が乏しい場合，コホート研究など観察研究を SR に組み込まざるを得ない場合がある）．一方，臓器不全や疾病に伴う二次性サルコペニア（フレイル）に関しては予防ならびに治療に対する食事・栄養に関する SR を実施しガイドラインを作成する．なお，本企画で取り上げるフレイルに関しては phenotype model（Fried らによる Cardiovascular Health Study（CHS）基準に準じたフレイル）を基本とする．特にフレイルに関しては高齢者がターゲットとなるがサルコペニア，特に疾病を基盤とするサルコペニアをカバーすることを考え，年齢制限はしない．なおサルコペニア肥満に関してはサルコペニアと肥満を併せ持つ状態を指し，日本においても診断基準が提案され，今後その有病率，背景，不良転帰との関連性や介入研究などが報告されるものと思われるが，現時点ではなおデータの蓄積が十分ではないと判断し，今回の SR には加えなかった．

想定される利用者

　サルコペニア・フレイルならびに各臓器別診療科にかかわる医師や管理栄養士，看護師をはじめとする医療職ならびに地域高齢者の保健業務にあたる行政官ならびに保健師，食品関連産業の食品開発者など．

先行する診療ガイドライン

　サルコペニア，フレイル関連のガイドライン（ガイド）は「サルコペニア診療ガイドライン 2017年版」「サルコペニア診療実践ガイド」「フレイル診療ガイド 2018 年版」など複数存在するが，栄養管理に特化したガイドラインは今のところ存在しない．

ガイドライン作成主体ならびに作成組織

　本ガイドラインの作成は日本臨床栄養学会ならびに日本サルコペニア・フレイル学会が主体となり，作成組織はそれぞれの学会が統括委員ならびにガイドライン作成委員を推薦し，さらにガイドライン作成委員がシステマティックレビュー（SR）委員を推薦することにより選定した．
　作成組織のメンバーは p.ii～iii に示した．

ガイドライン作成方針ならびに手順

　基本方針として「Minds 診療ガイドライン作成マニュアル 2020 ver.3.0」に沿って進めた．ガイドライン作成行程は表 1 に示す．統括委員ならびにガイドライン作成委員と協議し各重要課題として以下を設定した．
1. 一次性（特別な疾病背景を含まない対象者）サルコペニアならびにフレイル（phenotype model）の治療に対する栄養・食事介入の有用性（PROSPERO 登録：CRD42023408529）
    A）摂取エネルギーや体重
    B）エネルギー産生栄養素
    C）微量栄養（ビタミン・ミネラル・その他）
    D）プロバイオティクス・プレバイオティクス
    E）食事パターン・多様性・環境・指導・形態
2. 臓器不全や疾病に伴うサルコペニアならびにフレイルの予防・治療に対する食事・栄養の有用性（PROSPERO 登録：CRD42023408575）
    F）慢性腎臓病（CKD）（保存期・透析）
    G）肝硬変
    H）慢性心不全
    I）慢性呼吸不全（COPD など）
    J）糖尿病

表1　ガイドライン作成経過

年月	行程
2023年1～2月	委員会立ち上げならびに両学会の理事会承認, 統括委員・ガイドライン作成委員の決定
2～3月	Clinical Question（CQ）の策定
3～4月	Keywords の確定, SR チームの構築
4月	外部機関への SR 用の検索契約ならびに検索依頼
4月～8月	検索ならびに一次スクリーニング
8月～9月	文献収集
9月～11月	二次スクリーニングと構造化抄録の作成
12月～2024年4月	推奨作成・診療ガイドライン草案作成
5月～8月	内部査読
9月～10月	外部査読
11月～2025年2月	改訂作業ならびに公開準備
2025年4月	公開

　重要課題に沿って Clinical Question（CQ）を設定した．各 CQ に対する検索キーワード（日本語・英語）は統括委員ならびにガイドライン作成委員らの協議で決定された．

（検索）

遡及検索年代　2000年1月1日～2023年3月31日

　検索データベースは MEDLINE, 医中誌 Web, The Cochrane Library を使用し, CQ ごとに設定したキーワードをもとに, 特定非営利活動法人日本医学図書館協会ならびに一般社団法人学びの文庫に検索を委託した．その他, 適宜ハンドサーチによる論文も追加し, また遡及検索年代以降に報告された重要と思われる論文も一部引用した．

　一次性サルコペニア・フレイルに関する検索は, SR, メタ解析, ガイドライン, ランダム化比較試験（RCT）をターゲットとして実施した．論文数が不十分な場合は非 RCT, コホート研究（観察研究）を含めた．臓器不全や疾病に伴うサルコペニアならびにフレイルに関する検索は, 予防に関してはコホート研究（観察研究）を含め, 治療に関しては SR, メタ解析, ガイドライン, RCT を中心に行った．

　なお, 今回のガイドラインは栄養・食事をターゲットとするが, それらの単独介入だけではなく複合介入（たとえば運動など）も SR に組み込んだ．したがって, 単独介入では効果が乏しくても複合介入で効果があればガイドラインの推奨文に入れた．

　SR チームは二次スクリーニングで採択された論文をもとにアウトカムごとに構造化抄録を作成し, 文献検索フローチャートを PRISMA 2020 に沿って記載した．また, 構造化抄録を参考に各種バイアス評価, 非直進性, 非一貫性, 不精確性, 出版バイアスを評価しエビデンス総体として記載した．エビデンスの確実性は表2に準じて分類し評価した．なお, 採択された論文を使用して必要に応じてメタ解析を実施した．

表2　エビデンスの確実性

判定	評価
A	（強）強い確信
B	（中）中等度の確信
C	（弱）確信は限定的
D	（非常に弱い）ほとんど確信できない

　上記のエビデンス総体をもとにガイドライン作成委員は推奨草案を作成し，推奨度を決定した．推奨の判定は，その介入効果（益）のみならず，害の負担があるかを考慮した．推奨の強さは「強」ならびに「弱」で表し，推奨する（強）または弱く推奨（提案）する（弱）と表記した．

　なお，各CQ担当のガイドライン作成チームにより推奨文，推奨度，エビデンスの確実性，解説文は統括委員ならびに担当以外のガイドライン作成チームによる内部査読を2回実施した．また，推奨度ならびにエビデンスの確実性に関しては統括委員ならびにガイドライン作成チームによる投票により70%以上の合意率にて決定した．

　上記で作成された草案は外部査読を各専門学会（日本老年医学会，日本栄養治療学会，日本病態栄養学会，日本腎臓学会，日本透析医学会，日本肝臓学会，日本循環器学会，日本呼吸器学会，日本糖尿病学会）に各1～2名の査読委員を選定いただき，査読を依頼した．その査読結果を統括委員ならびに各CQ担当者と協議し，査読意見を反映させた改訂作業を経て最終原案を作成した．さらに変更のあった推奨度ならびにエビデンス確実性に関しては統括委員ならびにガイドライン作成チームによる再度の投票を実施し，70%以上の合意率にて最終的に決定した．

利益相反（COI）の確認と公開

　本ガイドライン作成にかかわる経費は作成主体組織である日本臨床栄養学会ならびに日本サルコペニア・フレイル学会から全額支出された．また，作成メンバーならびに外部評価委員またはその所属する組織・部門長に関するCOIに関しては以下の提出ならびに公開を求めた．

A．作成メンバー個々の利益相反：本人に対して（2021年～2023年）
1. 各企業や営利を目的とした団体の役員，顧問職などの有無と報酬額（1つの企業・団体から年間100万円以上のものを記載）
2. 株の保有と，その株式から得られる利益（1つの企業の1年間の利益が100万円以上，あるいは当該株式の5%以上保有のものを記載）
3. 企業や営利を目的とした団体から特許権使用料として支払われた報酬（1つの特許権使用料が年間100万円以上のものを記載）
4. 企業や営利を目的とした団体より，会議の出席（発表）に対し，研究者を拘束した時間・労力に対して支払われた日当（講演料など）（1つの企業・団体からの年間合計50万円以上のものを記載）
5. 企業や営利を目的とした団体がパンフレットなどの執筆に対して支払った原稿料（1つの企業・団体からの原稿料が年間合計50万円以上のものを記載）
6. 企業や営利を目的とした団体が提供する研究費（受託研究費，共同研究費など）（1つの企業・団体から支払われた総額が年間100万円以上のものを記載）
7. 企業や営利を目的とした団体が提供する奨学（奨励）寄付金（1つの企業・団体から，申告者個人または申告者が所属する講座・分野または研究室に対して，申告者が実質的に使途を決定し得る寄附金で実際に割り当てられた100万円以上のものを記載）
8. 企業や営利を目的とした団体が提供する寄付講座（企業などからの寄付講座に所属している場合に記載）
9. 研究とは無関係な旅行，贈答品など（1つの企業・団体から受けた年間5万円以上のものを記載）

B.　作成メンバー個々の利益相反：親族に対して（2021 年～2023 年）
1.　各企業や営利を目的とした団体の役員，顧問職などの有無と報酬額（1 つの企業・団体から年間 100 万円以上のものを記載）
2.　株の保有と，その株式から得られる利益（1 つの企業の 1 年間の利益が 100 万円以上，あるいは当該株式の 5％以上保有のものを記載）
3.　企業や営利を目的とした団体から特許権使用料として支払われた報酬（1 つの特許権使用料が年間 100 万円以上のものを記載）
C.　メンバーの所属する組織・部門の長に関する申告事項（参加者が組織・部門の長と共同研究の立場にある場合や当該ガイドラインの作成において影響を与える可能性が想定される場合に記載）として（2021 年～2023 年）
1.　企業や営利を目的とした団体が提供する研究費（1 つの企業・団体よりの研究費が年間 1,000 万円以上）
2.　企業や営利を目的とした団体が提供する寄附金（1 つの企業・団体よりの年間 200 万円以上）
3.　その他（株式保有，特許使用料，あるいは投資など）

作成組織メンバーの COI 開示は p.xi～xii に示した.

さいごに

　今回のガイドライン作成にあたり，サルコペニアやフレイルに対する栄養療法に関する SR を実施したところ，CQ によってはエビデンス構築に資する研究報告は当初の予測よりもなお不足しており，CQ に対して確実性の高いエビデンスをもって推奨できるものは決して多くなかった．特に転帰不良をターゲットとした研究は大変少なく感じた．また，サプリメントを使用した栄養素介入以外に食事パターン，食品多様性，食事環境，食事（栄養）指導などの CQ に関しては，なお研究報告が少なく，SR を行っても強い推奨ができず弱い推奨（提案）にとどまるものも多く，さらには推奨自体が困難な CQ が認められた．日常生活における栄養供給源の基本はあくまでも食事であり，今後この分野の研究の蓄積が求められる.

　前記のとおり，今回はサルコペニア肥満をターゲットにした SR は実施しなかった．近年この分野の研究が活発になっており，今後本ガイドラインに加えるべき課題である.

　今回，各臓器障害に伴うサルコペニア・フレイルも CQ として設定して SR を行った．分野によっては，すでに多くの研究の蓄積があり，推奨できる栄養療法がある CQ も存在する一方で，なお，それら臓器障害に伴うサルコペニア・フレイルに対する研究が十分蓄積されていない分野も存在した．高齢者の特性として多臓器にわたる疾病を併せ持つ場合が多く，一次性と二次性サルコペニア・フレイルを明確に分けることが難しいケースが今後ますます増えることが考えられ，各臓器障害におけるこれらの病態の研究の進展が求められる.

　サルコペニア・フレイル分野の栄養療法に関する研究は今後もさらに進展するに違いない.したがって，研究の進展・蓄積を見守りながら本ガイドラインの今後の改訂にも期待したい.

代表　葛谷　雅文

＜COI の開示＞

［統括］：統括委員，　［作成］：ガイドライン作成委員，　［SR］：システマティックレビュー委員，　［外部］：外部査読委員
法人名は省略，五十音順

氏名	A1	A2	A3	A4	A5	A6	A7	A8	A9
	B1	B2	B3	C1	C2	C3			
荒井秀典 [統括]	−	−	−	アステラス製薬，興和，ツムラ	−	−		−	−
	−		−	Longeveron		−			
荒木信一 [外部]	−	−	−	アストラゼネカ，大塚製薬，協和キリン，興和，田辺三菱製薬	−	ゼリア新薬工業	鳥居薬品	−	−
安斉俊久 [外部]	−	−	−	アストラゼネカ，小野薬品工業，第一三共，ノバルティスファーマ，バイエル薬品，ベーリンガーインゲルハイム	−	ブリストル・マイヤーズスクイブ	アボットメディカルジャパン，大塚製薬，第一三共，田辺三菱製薬，日本ライフライン，ベーリンガーインゲルハイム，ボストン・サイエンティフィック ジャパン	ウイン・インターナショナル，テルモ，日本メドトロニック，バイオトロニックジャパン，ほくやく・竹山ホールディングス，メディカルシステムネットワーク	−
	−	−	−		−	−		−	
飯島勝矢 [作成]	−	−	−	プルデンシャルジブラルタファイナンシャル生命保険	−	NTT ドコモ，医療経済研究・社会保険福祉協会医療経済研究機構（IHEP），ウェルモ，エヌ・ティ・ティ・コミュニケーションズ，サンスター，食の在り方研究会，東京ガス，常盤薬品工業，ノバケア，長谷工コーポレーション，日立製作所，マルタマフーズ，ロッテ	イオン，キューピー，サンスター，フードケア	−	−
	−	−	−		−	−		−	
井上達朗 [SR]	−	−	−	−	−	−	大塚製薬工場	−	−
	−	−	−		−	−		−	
栢下 淳 [外部]	エームサービス	−	−		−	−	龍角散	−	−
菅野義彦 [統括]	−	−	−	YL バイオロジクス，アストラゼネカ，協和キリン，ノーベルファーマ，富士薬品	−	−		−	−
	−	−	−		−	−		−	
葛谷雅文 [統括]	カーブスジャパン，サントリーグローバルイノベーションセンター	−	−		−	−		−	−
	−	−	−	−	−	−		−	
久米真司 [外部]	−	−	−	アステラス製薬，アストラゼネカ，協和キリン，田辺三菱，日本イーライリリー，ベーリンガーインゲルハイム	−	ベーリンガーインゲルハイム	住友ファーマ，田辺三菱，ニプロ，日本イーライリリー，ベーリンガーインゲルハイム	−	−
	−	−	−		−	−		−	
佐藤 晋 [作成]	−	−	−	アストラゼネカ	−	ベーリンガーインゲルハイム	−	フィリップス，フクダ電子，フクダライフテック京滋，レスメドジャパン	−
	−	−	−		−	−		−	
杉本 研 [作成]	−	−	−	協和キリン，住友ファーマ，田辺三菱製薬，ベーリンガーインゲルハイム	−	−		−	−
	−	−	−		−	−		−	

氏名	A1	A2	A3	A4	A5	A6	A7	A8	A9
	B1	B2	B3	C1	C2	C3			
寺井崇二 [外部]	–	–	–	あすか製薬, アッヴィ, 大塚製薬, カイオムバイオサイエンス, 第一三共, 武田薬品, ヤンセンファーマ	–	クオリプス, 日本生物製剤, 富士フイルム, 持田製薬, ロート製薬	大塚製薬, 住友ファーマ, 日本化薬	–	–
	–	–	–	–	–	–			
永田一真 [SR]	–	–	–	帝人ファーマ, 帝人ヘルスケア	–	–		–	–
	–	–	–	–	–	–			
西口修平 [統括]	–			–		–	–	アッヴィ	–
本田佳子 [外部]	日清食品ホールディングス	–		–		–			
前田圭介 [外部]	日清オイリオグループ	–	–	アボットジャパン, 大塚製薬工場, 日清オイリオグループ	–		–		
	–	–	–	–	–				
室 繁郎 [外部]	–		–	アストラゼネカ, グラクソ・スミスクライン, ベーリンガーインゲルハイム	ロート製薬	中外製薬	–	–	–
	–		–	–					
森 克仁 [作成]	–		–	アストラゼネカ, 協和キリン, 田辺三菱製薬, 日本イーライリリー, ノボ ノルディスク ファーマ, ベーリンガーインゲルハイム, 持田製薬	協和キリン, 田辺三菱製薬	住友ファーマ	–	–	–
山本一博 [外部]	–		–	ヴィアトリス製薬, 大塚製薬, 小野薬品, 第一三共, ノバルティスファーマ, バイエル薬品, ベーリンガーインゲルハイム, ボストン・サイエンティフィックジャパン	–		アボットメディカルジャパン, 大塚製薬, 日本メドトロニック, 日本ライフライン, バイオトロニックジャパン, フクダ電子, ボストン・サイエンティフィックジャパン	–	–
吉治仁志 [外部]	–		–	あすか製薬, アッヴィ, ギリアド・サイエンシズ, 大正製薬	–	–	–	–	–
	–		–	–	–	–			

以下の委員については開示項目なし
井上愛子 [SR], 上殿英記 [SR], 宇野千晴 [SR], 梅垣宏行 [作成], 岡村正嗣 [SR], 小川紗友梨 [SR], 小川真人 [SR], 角谷裕之 [SR], 金子 猛 [外部], 神田英一郎 [外部], 木下かほり [SR], 黄 啓徳 [SR], 佐竹昭介 [作成], 佐藤陽一 [SR], 庄嶋健作 [SR], 新村 健 [作成], 鈴木規雄 [SR], 孫 輔卿 [SR], 田村嘉章 [外部], 津田昌宏 [SR], 長野文彦 [SR], 西川浩樹 [作成], 福井道明 [外部], 藤田幸男 [SR], 前田篤史 [SR], 松井將太 [SR], 松本彩加 [SR], 宮崎香奈 [SR], 森 隆志 [SR], 安岡実佳子 [SR], 山崎博充 [SR], 山田祐一郎 [外部], 山本稔也 [SR], 吉田貞夫 [外部], 吉村芳弘 [作成], 李 嘉琦 [SR], 呂 偉達 [SR], 若林秀隆 [作成]

目　次

2. 臓器不全や疾病に伴うサルコペニアならびにフレイルの予防・治療に関する食事・栄養の有用性

検索に使用した Keywords

共通 keywords：Sarcopenia; Muscle Atrophy; Frailty; Frail Elderly; Phenotype OR Fried OR Fried's OR "Cardiovascular Health Study"

CQ1： Energy Intake, Body Weight; Body Mass Index;

CQ2： Diet, Carbohydrate Loading; Dietary Carbohydrates; Diet, Carbohydrate-Restricted; Alcoholic Beverages; Alcohol Drinking/adverse effects

CQ3： Lipids; Fatty acids

CQ4： Dietary Proteins; Diet, High-Protein; Dietary Supplements

CQ5： Amino Acids; Beta-Hydroxyisovaleric Acid; 3-HydroxyIsovaleric Acid; Beta-Hydroxy-Beta-Methylbutyrate; 3-Hydroxy 3-Methylbutyrate; Carnitine

CQ6： Vitamins; Vitamin D; Avitaminosis

CQ7： Elements; Polyphenols; Carotenoids; Minerals; Stilbenes

CQ8： Prebiotics; Probiotics; Dietary Carbohydrates; Dietary Fiber; Oligosaccharides;

CQ9： Diet; Diet Therapy; Nutrition Therapy; Mediterranean Diet; Japanese Diet (Cuisine); Washoku; Habits; Feeding Behavior; Dietary (Diet) Pattern; Feeding (Food, Eating) Pattern; Dietary (Diet, Food, Feeding, Eating) Behavior; Dietary (Diet, Food, Feeding, Eating) Habit; Habitual Diet; Dietary (Diet, Food) Variety; Dietary (Diet, Food) Diversity

CQ10： Nutrition Therapy; Diet; Diet Therapy; Food; Eating; Feeding Behavior; Nutrition; Family Characteristics; Social Isolation; Independent Living; Residence Characteristics; Home Environment; Social Housing Condition; Eating Alone

CQ11： Nutrition Assessment; Nutrition; Patient Education; Nutritional Education (Guidance, Counseling)

CQ12： Food Texture; Oral Function; Denture; Dental Care; Tongue; Meals

CQ13： Renal Insufficiency, Chronic; Diabetic Nephropathies; Kidney Transplantation; Renal Replacement Therapy; Chronic Kidney Disease (CKD); Hemodialysis; Dialysis; Blood Purification; CQ1〜CQ12 に使用した keywords

CQ14： Liver Failure; Liver Cirrhosis; Liver Transplantation; CQ1〜CQ12 に使用した keywords

CQ15： Heart Failure; Heart Transplantation; Cachexia; CQ1〜CQ12 に使用した keywords

CQ16： Respiratory Insufficiency; Chronic Respiratory Failure; Lung Diseases, Obstructive; Bronchial Diseases; Pneumonia; CQ1〜CQ12 に使用した keywords

CQ17： Diabetes Mellitus; Hyperglycemia; Hypoglycemia; CQ1〜CQ12 に使用した keywords

ガイドラインで使用した主要な略語

略号名	正式名称	日本語
ADL	activities of daily living	日常生活活動・日常生活作能力
ASM	appendicular skeletal muscle	四肢骨格筋量
BADL	basic activities of daily living	基本的日常生活活動
BCAA	branched-chain amino acid	分岐鎖アミノ酸
BEE	basal energy expenditure	基礎エネルギー消費量
BMD	bone mineral density	骨密度
BMI	body mass index	体格指数
CHS	Cardiovascular Health Study	
CI	confidence interval	信頼区間
CQ	clinical question	診療上の(臨床の)疑問
CKD	chronic kidney disease	慢性腎臓病
COPD	chronic obstructive pulmonary disease	慢性閉塞性肺疾患
DASH	dietary approaches to stop hypertension	ダッシュ［食］：高血圧予防のための食事
DHA	docosahexaenoic acid	ドコサヘキサエン酸
DII	dietary inflammatory index	食事性炎症指数
EAA	essential amino acid	必須アミノ酸
EMS	electric muscle stimulation	電気的筋肉刺激
EPA	eicosapentaenoic acid	エイコサペンタエン酸
FFM	fat-free mass	除脂肪体重
FIM	functional independence measure	機能的自立度評価表
FM	fat mass	脂肪量
GLIM	Global Leadership Initiative on Malnutrition	
HBCR	home-based cardiac rehabilitation	在宅型心臓リハビリテーションプログラム
HEI	healthy eating index	
HMB	beta-hydroxy-beta-methylbutyrate	β-ヒドロキシ-β-メチル酪酸
HOT	home oxygen therapy	在宅酸素療法
HR	hazard ratio	ハザード比
IADL	instrumental activities of daily living	手段的日常生活活動
IDPN	intradialytic parental nutrition	透析時静脈栄養
J-CHS		日本語版 CHS（Cardiovascular Health Study）基準
LES	late evening snack	就寝前補食
LBM	lean body mass	除脂肪体重
LC	liver cirrhosis	肝硬変
LFI	liver frailty index	

LPD	low protein diet	たんぱく質制限食
LTOT	long-term oxygen therapy	長期酸素療法
MACE	major adverse cardiac events	主要心血管イベント
MAMC	mid-arm muscle circumference	上腕筋囲
MCID	minimal clinically important difference	最小臨床重要変化量
MNA	Mini-Nutritional Assessment	
NRS 2002	Nutrition Risk Screening Tool 2002	
nPCR	normalized protein catabolism rate	標準化たんぱく異化率
NT-proBNP	N-terminal pro-brain natriuretic peptide	ヒト脳性ナトリウム利尿ペプチド前駆体 N 端フラグメント
ONS	oral nutrition supplementation	経口的栄養補助
OR	odds ratio	オッズ比
PaO$_2$	partial pressure of arterial oxygen	動脈血酸素分圧
PEM	protein-energy malnutrition	たんぱく質・エネルギー低栄養
PEW	protein-energy wasting	たんぱく質・エネルギー欠乏状態
PS	propensity score	傾向スコア
PTH	parathyroid hormone	副甲状腺ホルモン
PUFA	polyunsaturated fatty acid	多価不飽和脂肪酸
QOL	quality of life	生活の質
RCT	randomized controlled trial	ランダム化比較試験
REE	resting energy expenditure	安静時エネルギー消費量
SMD	standardized mean difference	標準化平均差
SMI	skeletal muscle mass index	骨格筋(量)指数
SPPB	short physical performance battery	簡易身体測定バッテリー
SR	systematic review	システマティックレビュー
TEAC	Trolox equivalent antioxidant capacity	Trolox 等量抗酸化能
TEE	total energy expenditure	総エネルギー消費量
TUG test	Timed Up and Go test	タイムアップアンドゴーテスト
VLPD	very low protein diet	超たんぱく質制限食
WMD	weighted mean difference	加重平均の差

1. 一次性（特別な疾病背景を含まない対象者）サルコペニアならびにフレイル（Phenotype model）の治療に対する栄養・食事介入の有用性

A）摂取エネルギーや体重

CQ1

サルコペニアならびにフレイルへの摂取エネルギー・体重増加を目的とする栄養介入

CQ1a：サルコペニアならびにフレイルを改善するか？

［ステートメント］
● サルコペニアならびにフレイルへの摂取エネルギー・体重増加を目的とした栄養介入は，除脂肪体重，筋肉量，サルコペニア・フレイルを改善する可能性があり，行うことを推奨する．

（推奨の強さ：**強**，エビデンスの確実性：**A**）

CQ1b：サルコペニアならびにフレイルの死亡，入院，ADL 低下などの転帰不良を改善させるか？

［ステートメント］
● サルコペニアならびにフレイルの転帰不良を直接ターゲットとしたエビデンスはないが，十分なエネルギーの投与や体重の適正化を目指した介入は身体機能を含む転帰不良を改善させる可能性があり，これらの介入の実施を提案する．

（推奨の強さ：**弱**，エビデンスの確実性：**C**）

解説

　　フレイルの診断基準には，体重の減少が含まれており，摂取エネルギー量や体重への介入は極めて重要である．また，フレイル・サルコペニアともに骨格筋減少との関連が強いが，摂取エネルギー量は筋タンパク質代謝にも影響を与える．したがって，サルコペニアやフレイルの治療を考えるうえで，本 CQ は極めて重要である．

　　サルコペニアならびにフレイルに対する摂取エネルギーや体重への栄養介入について，ランダム化比較試験（RCT），システマティックレビュー（SR），メタ解析の論文を対象として検索を行った．28 編の論文がヒットし，そのうち 13 編について二次スクリーニングを行った．最終的に 8 編の研究が選択された（図 1）．1 編の研究では，施設入所高齢者に対して L-ロイシン（1.2 g）と中鎖脂肪酸を強化したサプリメントを投与することによって，80 kcal/日の摂取カロリー増加があり，体重増加と握力と歩行速度の改善があったと報告された[1]．ビタミン D 欠乏症（血清 25(OH)D 値：9～24 ng/mL）があり運動能力が制限されている高齢者に対して，ビタミン D 800 IU とホエイたんぱく質 20 g を含有した 150 kcal の補助食品を 1 日 1 回の投与と運動（週 3 回の歩行，下肢の筋力運動，バランス，柔軟運動）による 6 ヵ月間の介入を行った研究では，筋力と筋量については，運動のみの対照群と介入群の両方に改善があったが，介入群では対照群に比べて筋肉内脂肪量が減少し，筋質（CT 評価による筋断面積ならびに CT 値で評価）が

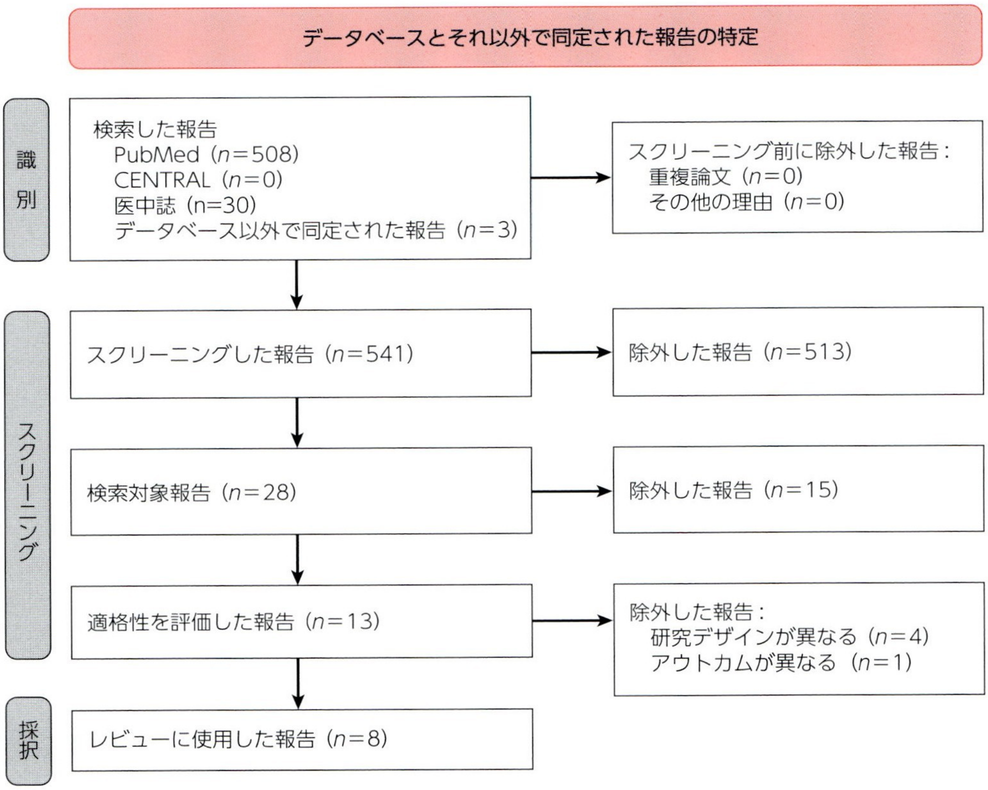

図1 検索フローチャート

改善した[2]．こうした研究結果から摂取エネルギーや体重への栄養介入が，筋力・パフォーマンスに対して有効な可能性があると思われた．しかし，採用された論文は，いずれも摂取エネルギーや体重への栄養介入単独の効果をみたものではなく，運動療法との併用や，摂取エネルギーのみでなくたんぱく質やビタミン D などほかの栄養素の投与との併用がされたものであった．そのため，摂取エネルギーや体重への介入が単独で有効かどうかは不明である．

　65 歳以上の介護付き住宅に入所中の低栄養または低栄養リスクのある高齢者に高エネルギー乳脂肪剤（CALOGEN EXTRA，Nutricia 社製，30 mL を 1 日 3 回，6 週間）の投与を行った研究では，身体機能維持への効果の可能性は示されたが，身体機能を測定されたのは 10 名にとどまっており[3]，有効性についての判断が困難であると考えられた．また，低栄養リスクの高い在宅サービスを使用中の地域在住高齢者（介入群：$n=42$；対照群：$n=41$，平均年齢 80±7 歳）に対して，液体の栄養補助剤（エンシュア®1 日 2 缶の提供）を 16 週間投与させる研究では，1 日の摂取カロリーは介入群で有意に増加（1,772 kcal vs. 1,440 kcal）し，体重も有意に増加したが，筋力や身体機能の改善効果がなかったと報告[4] された．

　今回の SR 検索期間のあとに公表された地域在住高齢者を対象とした栄養補助介入に関するメタ解析（33 編の RCT）では，エネルギー補給の介入は，たんぱく質による介入に比較すると，その効果は低いものの，骨格筋量，筋力，歩行速度などに効果を認めた[5]．さらにフレイル・サル

コペニア高齢者に対する栄養補助介入は除脂肪体重，筋肉量，握力，Timed Up and Go（TUG）test に関しては健常高齢者と同等，またはより強い効果があると報告された．

したがって，サルコペニアならびにフレイル高齢者へのエネルギー補助介入は，筋肉量，筋力ならびに身体機能を改善する可能性があり，行うことを推奨するとした．また，メタ解析もあり，エビデンスの確実性も強（A）とした

今回の検索では sarcopenic obesity（サルコペニア肥満）をターゲットにしていないが，一般にエネルギー摂取制限による減量のみでは骨格筋量の減少をさらに誘導することが知られている[6]．したがって，サルコペニア肥満に対しては，エネルギー制限のみならず，レジスタンス運動との併用，さらには十分なたんぱく質の摂取が推奨される．

また，摂取エネルギーや体重への栄養介入がサルコペニアやフレイルの改善を介して死亡・入院，ADL 低下などの不良転帰を改善させるか否かについては今回の SR ではエビデンスにつながる論文が存在せず，強く推奨することはできない．しかし，観察研究のメタ解析では，やせや高度肥満では，死亡率が上昇することが示されており[7]，また，BMI 28 kg/m^2 以上では ADL 低下のリスクが高いと報告されており[8]，エネルギー摂取や体重に問題を抱えるフレイル・サルコペニアへの適正な体重の維持や体重の適正化を目指した介入は重要で，また害は少ないと考えられ，弱い推奨（提案），エビデンスの確実性も弱（C）とした．今後，転帰不良をターゲットとした研究の集積が必要である．

文献

1）Abe S, Ezaki O, Suzuki M. Medium-Chain Triglycerides in Combination with Leucine and Vitamin D Increase Muscle Strength and Function in Frail Elderly Adults in a Randomized Controlled Trial. J Nutr 2016; **146**: 1017-1026

2）Englund DA, Kirn DR, Koochek A, et al. Nutritional Supplementation With Physical Activity Improves Muscle Composition in Mobility-Limited Older Adults, The VIVE2 Study: A Randomized, Double-Blind, Placebo-Controlled Trial. J Gerontol A Biol Sci Med Sci 2017; **73**: 95-101

3）Tylner S, Cederholm T, Faxén-Irving G. Effects on Weight, Blood Lipids, Serum Fatty Acid Profile and Coagulation by an Energy-Dense Formula to Older Care Residents: A Randomized Controlled Crossover Trial. J Am Med Dir Assoc 2016; **17**: 275. e5-e11

4）Payette H, Boutier V, Coulombe C, Gray-Donald K. Benefits of nutritional supplementation in free-living, frail, undernourished elderly people: a prospective randomized community trial. J Am Diet Assoc 2002; **102**: 1088-1095

5）Ren Y, Lu A, Wang B, Wang C. Nutritional Intervention Improves Muscle Mass and Physical Performance in the Elderly in the Community: A Systematic Review and Meta-Analysis. Life (Basel) 2023; **14**: 70

6）Abiri B, Hosseinpanah F, Seifi Z, et al. The Implication of Nutrition on the Prevention and Improvement of Age-Related Sarcopenic Obesity: A Systematic Review. J Nutr Health Aging 2023; **27**: 842-852

7）Aune D, Sen A, Prasad M, et al. BMI and all cause mortality: systematic review and non-linear dose-response meta-analysis of 230 cohort studies with 3.74 million deaths among 30.3 million participants. BMJ 2016; **353**: i2156

8）Santiago ECS, Roriz AKC, Ramos LB, et al. Comparison of calorie and nutrient intake among elderly with and without sarcopenia: A systematic review and meta-analysis. Nutr Rev 2021; **79**: 1338-1352

B) エネルギー産生栄養素

CQ2

サルコペニアならびにフレイルへの炭水化物（糖質）の栄養介入

CQ2a：サルコペニアならびにフレイルを改善するか？

［ステートメント］

● サルコペニアへの糖質の栄養介入は，十分なエビデンスとなる研究報告がないため，推奨なしとする．

（推奨なし）

● フレイルへの糖質の栄養介入は，単糖類と二糖類の過剰摂取はフレイルの発症リスクとなる報告があることから，悪化を引き起こす可能性もあると考えられ，過剰摂取をしないことを提案する．

（推奨の強さ：弱，エビデンスの確実性：D）

CQ2b：サルコペニアならびにフレイルの死亡，入院，ADL 低下などの転帰不良を改善させるか？

［ステートメント］

● サルコペニアならびにフレイルへの糖質の栄養介入の転帰不良への効果は，十分なエビデンスとなる研究報告がないため，推奨なしとする．

（推奨なし）

解説

　炭水化物とは，ブドウ糖や果糖などの単糖から，構成されているものの総称である．体内に吸収されてエネルギー源になる糖質と，消化吸収されない食物繊維に分類できる．ただし，食物繊維は今回，CQ8（プロ・プレバイオティクス介入）に含めた．糖質摂取や糖質制限は，過度な場合に過栄養や低栄養を通じて，サルコペニアならびにフレイルに影響を与える可能性があり，重要な臨床課題である．

　サルコペニアならびにフレイルへの糖質介入の効果をみるために，ランダム化比較試験（RCT），システマティックレビュー（SR），メタ解析を対象に検索を行った．352 編がヒットして，1 編だけ二次スクリーニングを行ったが[1]，最終的に対象となる論文はなかった（図 1）．二次スクリーニングを行った論文は，スペインの高齢者で砂糖入り飲料と食事中の多糖類（デンプンなど）以外の単糖類（ブドウ糖や果糖）や二糖類（砂糖や麦芽糖，乳糖）の摂取が 1 日 36 g 以上の高摂取群は，1 日 15 g 未満の低摂取群と比較して Fried 基準によるフレイルの OR が 2.27（95％CI 1.34〜3.90）であったというコホート研究であった．しかし，対象者がサルコペニアもしくはフレイルを対象とした治療目的の介入試験でなく，予防効果をみるためのコホート研究であるため，二次スクリーニングで除外した．また，対象者がサルコペニアもしくはフレイルの

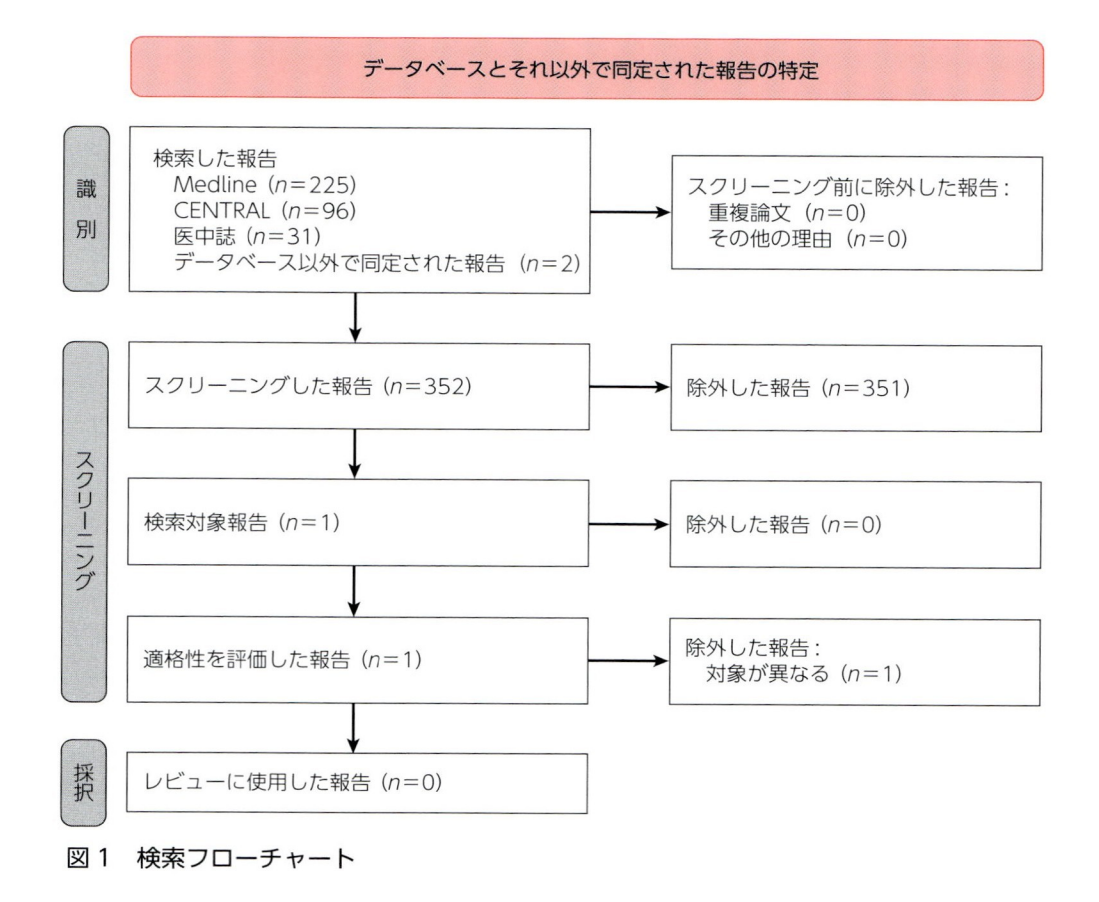

図1　検索フローチャート

高齢者ではないため SR で検索されなかったが，フランスの地域在住高齢者を対象としたコホート研究では，単純炭水化物（単糖類，二糖類，少糖類）の摂取量が多いと，フレイルの発生が多かった[2]．また，同様な理由により SR で検索されなかったが，米国の看護師を対象としたコホート研究では，砂糖入り飲料と人工甘味料入り飲料の摂取量が多いと，フレイル発症のリスクが高かった[3]．

　二次スクリーニングで除外した論文など[1~3]より，糖質のなかでもデンプンではなく，砂糖入り飲料と食事中の糖（単糖類と二糖類）の摂り過ぎはフレイルの発症につながる可能性がある．そのため，単糖類と二糖類の過剰摂取はフレイルの悪化を引き起こす可能性があり，フレイル発症予防のために過剰摂取をしないことを提案するとした．いずれもコホート研究研究であり，フレイルを対象とした介入ではないためエビデンスの確実性は非常に弱い（D）とした．サルコペニアに関してはヒットする論文がなく，現時点では推奨なしとした．また，転帰不良に関する論文も今回ヒットせず，推奨なしとした．今後，サルコペニアやフレイル高齢者を対象とした糖質に関する RCT の実施が望まれる．

　Narrative review（記述的レビュー）のため SR で検索されなかった論文によると，フレイルやサルコペニアに効果があるとされている地中海食に含まれている全粒穀物は，1 日に 3〜4 杯以上摂取したほうがよい可能性があるが，十分なエビデンスはない[4]．

　一方，糖質制限に関しても，サルコペニアならびにフレイルに対して今まで十分なエビデンスにつながる研究報告がなく，現時点では推奨はできない．ただし，極端な糖質制限はフレイル，サルコペニアの一因である低栄養を生じるおそれがあり，注意すべきである．

文献

1）Laclaustra M, Rodriguez-Artalejo F, Guallar-Castillon P, et al. Prospective association between added sugars and frailty in older adults. Am J Clin Nutr 2018; **107**: 772-779

2）Chuy V, Gentreau M, Artero S, et al. Simple Carbohydrate Intake and Higher Risk for Physical Frailty Over 15 Years in Community-Dwelling Older Adults. J Gerontol A Biol Sci Med Sci 2022; **77**: 10-18

3）Struijk EA, Rodríguez-Artalejo F, Fung TT, et al. Sweetened beverages and risk of frailty among older women in the Nurses' Health Study: A cohort study. PLoS Med 2020; **17**: e1003453

4）Capurso C. Whole-Grain Intake in the Mediterranean Diet and a Low Protein to Carbohydrates Ratio Can Help to Reduce Mortality from Cardiovascular Disease, Slow Down the Progression of Aging, and to Improve Lifespan: A Review. Nutrient 2021; **13**: 2540

CQ3

サルコペニアならびにフレイルへの脂質の栄養介入

CQ3a：サルコペニアならびにフレイルを改善するか？

[ステートメント]

● サルコペニアならびにフレイルに対する n-3 多価不飽和脂肪酸による介入効果のエビデンスは十分とはいえない．一方で，一般高齢者に対しては，骨格筋量，筋力などに一定の効果がある可能性が示され，これらの介入による害は考えにくく，n-3 多価不飽和脂肪酸のサルコペニアならびにフレイルへの介入を提案する．

（推奨の強さ：弱，エビデンスの確実性：C）

CQ3b：サルコペニアならびにフレイルの死亡，入院，ADL 低下などの転帰不良を改善させるか？

[ステートメント]

● 死亡，入院，ADL 低下などの転帰不良に関するエビデンスにつながる論文がなく，推奨なしとする．

（推奨なし）

解説

　サルコペニア・フレイルの発症と栄養状態との関係性を示唆する多くの研究があるが，エネルギー源となる 3 つの栄養素（たんぱく質，脂質，炭水化物）のこれらの病態への関与は必ずしも明らかではない．特に単位あたり最もエネルギー量が多い脂質に関しては，摂取量（摂取比率）ならびに脂質構成要素のサルコペニア・フレイルへの影響を知ることは重要である．サルコペニアならびにフレイルへの脂質の栄養介入について，ランダム化比較試験（RCT），システマティックレビュー（SR），メタ解析を対象に検索を行った．29 編がヒットして，そのうちの 21 編について二次スクリーニングを行い，最終的に n-3 多価不飽和脂肪酸（polyunsaturated fatty acid：PUFA）をサプリメントとして補充する介入研究 2 つが採用された（図 1）．

　1 編の RCT[1] は，60 歳以上の対象者（サルコペニアならびにフレイルの有無を問わない対象者で介入群，対照群それぞれ 100 名）に対する魚油由来の n-3 PUFA 入りカプセル（4 g/日，1.34 g eicosapentaenoic acid［EPA］＋1.07 g docosahexaenoic acid［DHA］を含む）の 6 ヵ月間の補充によって，対照（コーン油，4 g/日）と比較し，骨格筋量と筋力の増加，Timed Up and Go（TUG）test 時間の短縮，骨格筋パラメータが効果的に改善したと報告している．しかし，もう 1 編の RCT[2] では，筋肉量が減少した高齢者（53 名，平均：74.6±8.0 歳）に対して介入群では EPA 660 mg，DHA 440 mg，その他の PUFA 200 mg，ビタミン E 10 mg 含有のカプセル 2 錠/日，対照群にはビタミン E 11 mg 入りカプセルを 12 週間投与したが，体組成，握力，TUG test のいずれも介入による有効性は示されなかった．この 2 編の研究は，結論が異なるのみでなく，介入の方法や対象者が異なり，現状では n-3 PUFA の効果を十分評価することができない．今後さらなる研究が必要である．

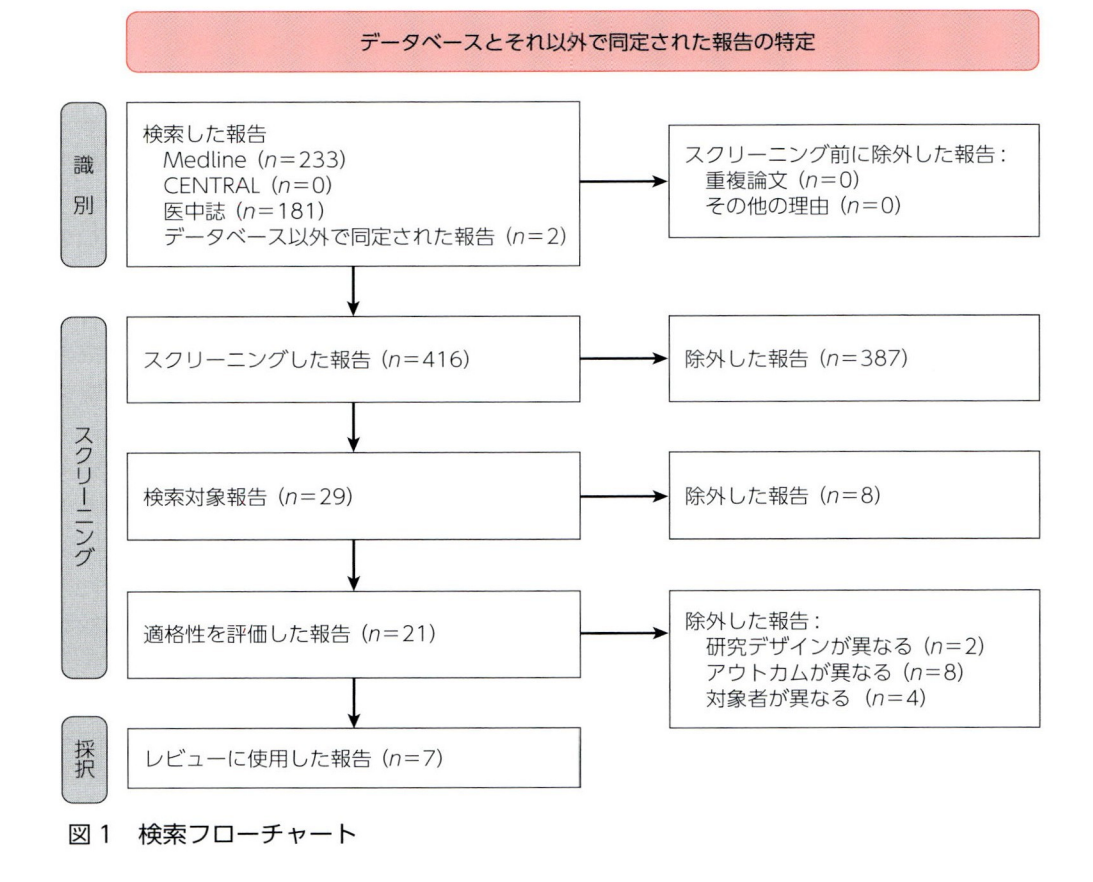

図1　検索フローチャート

　一方で，今回は主にサルコペニア・フレイルへの治療効果を検討した研究を検索したが，一般の高齢者を対象として n-3 PUFA の効果を検証した研究は数多く実施されており，複数の SR が存在する[3〜7]．SR の結果は，筋力を増加する，筋量を増加する，パフォーマンスを改善するなど，必ずしも一致していないものの一定の効果がある可能性が示されている．また，n-3 PUFA 介入に対しての害は考えにくく，サルコペニア・フレイルに対しても効果が期待できる可能性があり，弱い推奨（提案）とする．エビデンスの確実性に関してはサルコペニアおよびフレイルへの直接介入効果はいまだ一定していないこともあり，弱（C）とした．

　ほかの脂肪酸については，エビデンスとなる論文がなく推奨を決定するにいたらなかった．また，脂質摂取総量や総エネルギー摂取量に対する脂質比に関してのサルコペニア・フレイル対象者への介入効果を検討した報告はなく，今後の研究が必要である．

　今回の SR ではサルコペニアおよびフレイルへの脂質栄養介入の転帰不良をアウトカムにした論文はヒットしなかった．したがって，今のところエビデンスがなく，推奨なしとした．今後，転帰不良をアウトカムとした研究が望まれる．

文献

1) Xu D, Lu Y, Yang X, et al. Effects of fish oil-derived n-3 polyunsaturated fatty acid on body composition, muscle strength and physical performance in older people: a secondary analysis of a randomised, double-blind, placebo-controlled trial. Age Ageing 2022; **51**: afac274

2) Krzymińska-Siemaszko R, Czepulis N, Lewandowicz M, et al. The Effect of a 12-Week Omega-3 Supplementation on Body Composition, Muscle Strength and Physical Performance in Elderly Individuals with Decreased Muscle Mass. Int J Environ Res Public Health 2015; **12**: 10558-74

3) Timraz M, Binmahfoz A, Quinn TJ, et al. The Effect of Long Chain n-3 Fatty Acid Supplementation on Muscle Strength in Older Adults: A Systematic Review and Meta-Analysis. Nutrients 2023; **15**: 3579

4) Santo André HC, Esteves GP, Barreto GHC, et al. The Influence of n-3PUFA Supplementation on Muscle Strength, Mass, and Function: A Systematic Review and Meta-Analysis. Adv Nutr 2023; **14**: 115-127

5) Cornish SM, Cordingley DM, Shaw KA, et al. Effects of Omega-3 Supplementation Alone and Combined with Resistance Exercise on Skeletal Muscle in Older Adults: A Systematic Review and Meta-Analysis. Nutrients 2022; **14**: 2221

6) Huang YH, Chiu WC, Hsu YP, et al. Effects of Omega-3 Fatty Acids on Muscle Mass, Muscle Strength and Muscle Performance among the Elderly: A Meta-Analysis. Nutrients 2020; **12**: 3739

7) Rondanelli M, Perna S, Riva A, et al. Effects of n-3 EPA and DHA supplementation on fat free mass and physical performance in elderly. A systematic review and meta-analysis of randomized clinical trial. Mech Ageing Dev 2021; **196**: 111476

CQ4

サルコペニアならびにフレイルへのたんぱく質の栄養介入

CQ4a：サルコペニアならびにフレイルを改善するか？

[ステートメント]

● サルコペニアならびにフレイルへのたんぱく質の栄養介入は，特に運動療法との併用において筋肉量と筋力を改善することが示されており，行うことを推奨する．

(推奨の強さ：**強**，エビデンスの確実性：**A**)

● (プレ) フレイルの高齢者に対するたんぱく質を含む包括的な栄養介入は，特に運動療法との併用において，フレイル状態（特に疲労感）を改善する可能性があり，行うことを提案する．

(推奨の強さ：**弱**，エビデンスの確実性：**C**)

● 現時点では具体的な1日あたりの推奨たんぱく質摂取量を提示することは難しいものの，サルコペニアやフレイルの高齢者に対しては，運動療法と併用しながら，通常の食事による摂取が不十分な場合には食事に加えて1日20～25g程度のホエイたんぱく質などの良質なたんぱく質の補充を行うことを提案する．

(推奨の強さ：**弱**，エビデンスの確実性：**D**)

CQ4b：サルコペニアならびにフレイルの死亡，入院，ADL低下などの転帰不良を改善させるか？

[ステートメント]

● サルコペニアならびにフレイルに対するたんぱく質栄養介入が死亡リスクや入院リスク，ADL低下リスクを改善させるかどうかについては，現時点でエビデンスが不足している．しかしながら，継続的にたんぱく質の適正な摂取を勧めることに害はないと判断し，行うことを提案する．

(推奨の強さ：**弱**，エビデンスの確実性：**D**)

解説

　サルコペニアとフレイルは高齢者の生活の質や自立を脅かす重大な問題であり，その予防と治療法の確立が求められている．たんぱく質は筋肉や骨の代謝において重要な役割を果たしており，筋肉量の維持や増加，骨の健康に不可欠である．たんぱく質の摂取不足はサルコペニアとフレイルの発症と進行に関与すると考えられており，適切なたんぱく質摂取は筋骨格系の健康を最適化し，効果的な筋力トレーニングを行うための前提条件となる．このため，たんぱく質の栄養介入の有効性が注目されている．

　CQ4aに関連してシステマティックレビュー (SR) を行った．文献検索の結果，1,506編が抽出され，スクリーニングの過程で除外基準に該当する研究を除外し，最終的に13編のランダム化比較試験 (RCT) が採択された[1~13]（図1）．採択された13編の研究では，サルコペニアまたはフレイルの高齢者を対象として，たんぱく質サプリメントや高たんぱく質食の提供などの栄養介

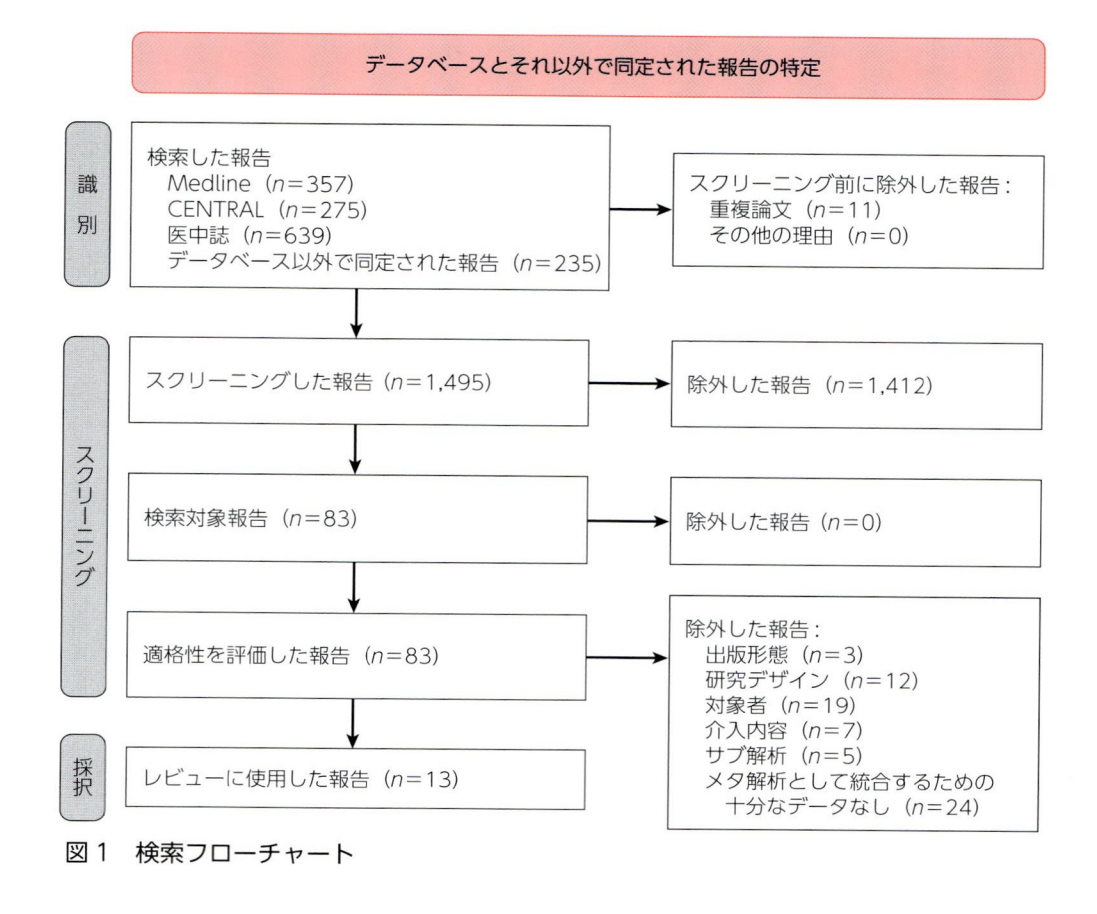

図 1　検索フローチャート

入が行われ，筋肉量，筋力，身体機能などのアウトカムが評価された．介入に用いられたたんぱく質サプリメントは，ホエイたんぱく質，必須アミノ酸（essential amino acid：EAA），ロイシン強化たんぱく質など多岐にわたり，用量は 1 日 10〜40 g 程度であった．介入期間は 9 日〜24 週間と幅があったが，多くの研究で 12 週間前後の介入が行われていた（表 1）．

　骨格筋量については，5 編の RCT においてたんぱく質と運動の併用介入の効果が運動単独と比較された[1, 3, 4, 11, 12]．Biesek ら（2021 年）は，平均年齢 71.2 歳のプレフレイルの高齢女性 90 名を対象に，エクササイズゲーム（Nintendo Wii Fit Plus®）とたんぱく質サプリメント（21 g のホエイたんぱく質含有）を 12 週間併用させた結果，併用群では四肢骨格筋量（appendicular skeletal muscle：ASM）に有意な変化を認めなかったが，エクササイズゲーム単独群では ASM が有意に減少した[3]．Zhu ら（2019 年）は，平均年齢 71 歳のサルコペニアの高齢者 76 名を対象に 22 g のたんぱく質サプリメント（ホエイたんぱく質）を 1 日 1 回，12 週間にわたって摂取させ，結果として下肢筋量と ASM は運動との併用群でのみ有意に増加したが，24 週までは持続しなかった[4]．Maltais ら（2016 年）は，サルコペニアの高齢男性 28 名を対象に，4 ヵ月間のレジスタンス運動プログラムと運動後のたんぱく質サプリメント摂取の効果を検討した．対象者を 3 群に分け，(a) レジスタンス運動＋EAA サプリメント（12 g たんぱく質，7 g EAA），(b) レジスタンス運動＋ミルクサプリメント（13.53 g たんぱく質，7 g EAA），(c) レジスタンス運動＋プラセボ（ライスミ

表1 CQ4 の構造化抄録

著者	研究デザイン	症例数	介入期間	対象者	介入	コントロール	主なアウトカム	知見
Maltais 2016	RCT	26	4ヵ月	サルコペニア男性 [平均年齢 (a) 運動+アミノ酸サプリメント: 64±4.8歳 (b) 運動+ミルクサプリメント: 68±5.6歳 (c) 運動+ライス:64±4.5歳]	(a) 運動+必須アミノ酸サプリメント（必須アミノ酸パウダー（たんぱく質12g, 必須アミノ酸7g, 252kcal/日) (b) 運動+ミルクサプリメント（たんぱく質13.53g, 必須アミノ酸7g, 270kcal/日)	(c) 運動+ライス（たんぱく質なし）	体重, BMI, 四肢骨格筋量指数, 歩行速度（通常, 最大), TUG, 立ち上がりテスト, Physical Activity Scale for the Elderly	四肢骨格筋量指数は, 介入によりすべての群で有意に増加したが, 有意な群間差はなかった. 身体機能は, TUGのみ運動+必須アミノ酸群で有意に改善したが, 歩行速度（通常, 最大), 立ち上がりテストともに有意な群間差はなかった. Physical Activity Scale for the Elderly は, いずれの群でも介入により有意な変化を示さず, 有意な群間差も示さなかった. 体重は介入によって有意な変化はなく, 群間差もなかった.
Boutry-Regard 2020	RCT	41	12週	移動制限のある自立生活を営む地域高齢者 [平均年齢 (1) 炭水化物+EMS：78±2歳 (2) ホエイたんぱく質+EMS：78±1歳 (3) ホエイたんぱく質+魚油+EMS：平均年齢76±2歳]	(2) ホエイたんぱく質(20g/日)+EMS (3) ホエイたんぱく質(20g/日)+ルチン+魚油+EMS	(1) 炭水化物(20g/日)+EMS	下腿三頭筋, 大腿直筋筋厚, 膝伸展筋力, 歩行速度, 総除脂肪体重	下腿三頭筋, 大腿直筋筋厚は介入期間後にいずれの群でも有意に増加したが, 有意な群間差はなかった. 膝伸展筋力はホエイたんぱく質+ルチン+魚油+EMS群が最も大きく改善した. 歩行速度は, プラセボ+ルチン+魚油+EMS群で有意に改善したが, 介入による群間の主効果はなかった. 総除脂肪体重は, いずれの群でも介入による有意な変化は示さず, 有意な群間差もなかった.
Biesek 2021	RCT	90	12週	高齢プレフレイル女性（平均年齢：71.2±4.5歳）	・たんぱく質サプリメント (PSG)：42gの1食分に171kcal, ホエイたんぱく21g, 炭水化物10g, 脂質5g, カルシウム224mg, ビタミンD 3.3mg, ビタミンC 23mg, ロイシン2,300mg, 必須アミノ酸12g (Bemmax®) ・エクササイズゲーム+たんぱく質補充 (ETPSG)：エクササイズゲーム (Nintendo Wii Fit Plus®). 理学療法士および体育の専門家の監視下の週に2回, 約50分間の身体トレーニングとたんぱく質補充	・エクササイズゲームトレーニング (ETG) ・同等量のエネルギーを含むエクササイズゲーム (ETISG)：たんぱく質補充と同等量のエネルギー量 (150kcal) ・コントロール	体重, 身体的フレイル, 握力, 四肢骨格量指数, 腓腹筋筋膜長, 腓腹筋筋膜厚, 上肢の脂肪量, 上肢の筋肉量	体重はいずれの群においても介入による有意な変化はなく, 群間差もなかった. 握力は, いずれの群においても介入による有意な変化はなく, 群間差もなかった. ETG群のみで, 四肢筋肉量 (16.7±3.4 vs. 16.1±3.3kg；Δ=－0.5；p=0.02；d=0.26) および四肢骨格筋量指数 (6.3±0.9 vs. 6.5±0.9kg；Δ=－0.2；p=0.03；d=0.35) が減少したが, ほかのグループでは介入による変化はなく, 有意な群間差もなかった. フレイルの状態については, ETG群で73.3%, ETPSG群で55.6%がプレフレイルから非フレイルに改善した. また, 疲労/消耗感の項目で, ETG群で100%, PSG群で75% ETPSG群で100%の参加者で改善がみられた.

表1 つづき

著者	研究デザイン	症例数	介入期間	対象者	介入	コントロール	主なアウトカム	知見
Li 2021	RCT	179	12週	サルコペニア（平均年齢 Nutr + Ex：71.5 ± 5.3歳，Nutr：70.0 ± 4.0歳，Ex：73.7 ± 5.7歳，通常のカウンセリング：72.9 ± 6.3歳）	・栄養（ホエイたんぱく質パウダー（10g）/1日3回，EPA（300mg），DHA（200mg），ビタミンD_3（250IU）を1回2錠，朝食と夕食後30分後に2回摂取）＋レジスタンス運動（Nutr + Ex）・栄養補充のみ（Nutr）	・レジスタンス運動のみ（Ex）：レジスタンス運動と屋外活動が含まれる運動・コントロール群（通常のカウンセリング）	四肢骨格筋量，四肢骨格筋量 / 身長^2，四肢骨格筋量 / 体重，四肢骨格筋量 / BMI，四肢骨格筋量 / 脂肪量，握力	コントロール群と比較して，四肢骨格筋量指数と握力は Nutr，Ex，および Nutr + Ex 群で有意に高かった一方で，脂肪量は Nutr および Nutr + Ex 群で有意に低かった．
Park 2023	RCT	57	8週	65歳以上の高齢プレフレイル女性（平均年齢：81 ± 4.3歳）	・食事・有酸素運動＋食事・EMS＋有酸素運動＋食事 ＊参加者は平日に1日2回，たんぱく質を食事に追加（21g/日）＊有酸素運動は週3日，最大心拍数の50～70%で45分のステッピング運動を行い，EMSは四肢に実施	・コントロール	血圧，SPPB，6分間歩行距離，心血管バイオマーカー，脈波速度，血流依存性拡張	食事群，有酸素運動＋食事群，EMS＋有酸素運動＋食事群では，右手の握力が有意に増加し，群間での主効果を認めた（$p < 0.05$）．SPPB，6分間歩行距離，血流依存性拡張は，有酸素運動＋食事グループ，EMS＋有酸素運動＋食事グループで有意に増加した（$p < 0.05$）．血圧と脈波速度は介入間で差がなかった．HDL-C レベルは，すべての介入グループで8週間後に有意に増加した（$p < 0.05$）．グルコース，HbA1c，総コレステロール，LDL-C，トリグリセリド，インスリン，HOMA-IR 評価，一酸化窒素，CRP に有意な差はなかった．
Kwok 2001	RCT	52	7週	老人ホームの入居者（平均年齢 介入群：81.2 ± 9.5歳，コントロール群：79.7 ± 10.5歳）	低乳糖の無脂肪ミルクパウダーを温水に溶かして1日2回摂取するミルクサプリメント（87.5kcal，たんぱく質 9.4g，炭水化物 12.4g，脂質 0.2g，ビタミンD_3 120IUなど	・コントロール	食事記録，体重，BMI，握力，上腕三頭筋皮下脂肪厚，上腕二頭筋皮下脂肪厚，上腕筋囲	介入群では体重増加の傾向を示したが，統計的有意性はなかった．いずれの群でも握力や身体計測指標は介入による有意な変化を示さず，介入群とコントロール群との間に有意差はなかった．
Roschel 2021	RCT	110	16週	プレフレイル・フレイル（平均年齢：72 ± 6歳）	1）ロイシンサプリメント vs. プラセボ 2）ホエイたんぱく質 vs. ソイたんぱく質 vs. プラセボ 3）クレアチン vs. ホエイたんぱく質 vs. クレアチン＋ホエイたんぱく質 vs. プラセボ 4）女性のホエイたんぱく質 vs. プラセボ vs. 男性	・プラセボ	1-RM レッグプレス 1-RM ベンチプレス 膝関節伸展ピークトルク，握力，TUG，Timed stands，総除脂肪体重，四肢除脂肪体重 総脂肪量，外側広筋横断面積	1-RM レッグプレス，1-RM ベンチプレス，膝関節伸展ピークトルクは栄養介入による増加を示したものの，群間での有意な差はなかった．握力は栄養介入により有意な変化はなく，群間差もなかった．TUG，Timed stands，四肢除脂肪体重，外側広筋横断面積は栄養介入により改善したが，群間差はなかった．

表1 つづき

著者	研究デザイン	症例数	介入期間	対象者	介入	コントロール	主なアウトカム	知見
Wu 2018	RCT	36	3ヵ月	プレフレイル・フレイル高齢者（平均年齢：74歳）	・多栄養素およびソイたんぱく質グループ（グループ3）・栄養教育，カスタマイズされた食器，および食品サプリメントグループ（グループ4）	・コントロールグループ（グループ1）・多栄養素グループ（グループ2）	体重，BMI，Frailty score，右握力，左握力，歩行速度，IPAQ-SF	個別化された栄養教育とカスタマイズされた食器，および食品サプリメントを用いた介入は，参加者の野菜，乳製品，ナッツ摂取量を有意に増加させ，尿中尿素窒素濃度を増加させ，Frailty score で有意な減少（p < 0.05）を示した．体重やBMI，握力や歩行速度，IPAQ-SF は2つの介入グループでは有意な差は観察されなかった．
Tieland 2012	RCT	62	24週	プレフレイル・フレイル高齢者（平均年齢：78±1歳）	・レジスタンス運動＋たんぱく質補給（1日2回，たんぱく質補給（15g）を含む250mLの飲料），乳糖7.1g，脂肪0.5g，カルシウム0.4g	・レジスタンス運動＋プラセボ（たんぱく質を含まないプラセボ，7.1gの乳糖，0.4gのカルシウムを含む）	体重，除脂肪量，四肢除脂肪量，脂肪量，骨密度，レッグプレスの強度，レッグエクステンションの強度，握力，SPPB，歩行速度，椅子立ち上がりテスト	たんぱく質介入群では，除脂肪量は介入前の47.2kg（95%CI 43.5〜50.9）から介入後の48.5kg（95%CI 44.8〜52.1）に増加した．一方，プラセボ群では，介入前の45.7kg（95%CI 42.1〜49.2）から介入後の45.4kg（95%CI 41.8〜48.9）と変化しなかった（治療*時間の相互作用P値＝0.006）．両群でレッグプレスとレッグエクステンションの強度，SPPB は改善したものの，食事性たんぱく質補給の交互作用は認められなかった．握力と歩行速度は介入による改善を認めなかった．
Payette 2002	RCT	89	16週	長期在宅介護サービスを受けている低栄養リスクを有する高齢者（平均年齢介入群81.6±7.5歳，コントロール群78.6±6.1歳）	・1日あたり2缶（235mL）の市販の液体栄養補助食品（Ensure）を摂取	・コントロール	体重，上腕周囲長，上腕三頭筋皮下脂肪厚，腸骨上部皮下脂肪厚，肩甲下部皮下脂肪，下腿周囲長，TUG，等尺性肘屈曲，脚伸展力，下肢機能，自覚的健康状態，機能的状態，SF-36（健康調査票）	補助食品を摂取したグループでは，体重が有意に増加した．ほかの身体計測指標，筋力，または身体機能については介入による有意な変化は観察されなかった．
森 2020	RCT	84	24週	サルコペニア高齢者（平均年齢① WHEY群：77.2±5.2歳，② EX＋WHEY群：77.7±3.9歳，EX群：77.7±6.4歳）	① WHEY：ホエイたんぱく質（総エネルギー160kcal，たんぱく質11.0g，脂質2.2g，炭水化物24.0g，ロイシン2,300mg/日）摂取 ② EX＋WHEY：レジスタンス運動＋ホエイたんぱく質（総エネルギー160kcal，たんぱく質11.0g脂質2.2g，炭水化物24.0g，ロイシン2,300mg/日）摂取	EX：レジスタンス運動	体重，サルコペニアの有病率，四肢骨格筋量指数，握力，膝伸展力，SF-8	EX＋WHEY群とEX群でサルコペニアの人数が減少したが，群間差はなかった．WHEY群とEX＋WHEYは体重が増加した．握力はいずれの群も介入による有意な変化がなかった．介入後，すべての群で四肢の骨格筋量指数が有意に増加した（3群ともにp < 0.05）．介入によりレジスタンス運動＋ホエイたんぱく質摂取群とレジスタンス運動群の膝伸展筋力は有意に増加した（レジスタンス運動＋ホエイたんぱく質摂取群とレジスタンス運動群：p < 0.05）が，レジスタンス運動群と比べ，レジスタンス運動＋ホエイたんぱく質摂取群の四肢骨格筋量指数と膝伸展筋力の増加率に有意な差はなかった．SF-8 の Mental score がWHEY群のみで有意に改善した．

表1 つづき

著者	研究デザイン	症例数	介入期間	対象者	介入	コントロール	主なアウトカム	知見
Zhu 2019	RCT	149	12週	サルコペニア高齢者（平均年齢：ExS 72.2 ± 6.6歳, Ex群 74.5 ± 7.1歳, WC群 74.8 ± 6.9歳）	ExS：複合運動プログラムと栄養補助食品（231カロリー, 8.61gたんぱく質, 1.21g, β-ヒドロキシβ-メチル酪酸, 130IUビタミンD, 0.29gオメガ-3脂肪酸/日）のグループ	Ex：運動プログラムのみ WC：コントロール群	上肢骨格筋量, 下肢骨格筋量, 四肢骨格筋量指数, 最大握力, 脚伸展筋力, 歩行速度, 5回椅子立ち上がりテスト, 6分間歩行距離, Physical Activity Scale for the Elderly, SF-12（身体, 精神）, IADL障害	12週および24週時点で, 歩行速度はグループ間で有意な差を認めなかった. 脚伸展力と5回椅子から立ち上がりテストでは, ExSとExグループで有意な改善を示し, その改善は24週まで持続した. 四肢骨格筋量指数はExSグループで有意に増加したが, その増加は24週まで持続しなかった. Physical Activity Scale for the ElderlyもExSとExグループで改善し, その改善は24週までExSのみで持続した. SF-12は介入による有意な変化を認めず, 有意な群間差もなかった.
Alemán-Mateo 2012	RCT	40	3ヵ月	サルコペニア（平均年齢：76 ± 5.4歳）	210g/日のリコッタチーズ（たんぱく質15.7g, （必須アミノ酸8.6g/日を含む）, 脂肪18.4g, 炭水化物10.4g, 総摂取カロリー267kacl/日	通常の食習慣を維持	体重, 握力, 四肢骨格筋量, 骨格筋量, 総骨格筋量, 上肢除脂肪体重, 下肢除脂肪体重, 除脂肪体重, 血液バイオマーカー	介入後, いずれのアウトカムにおいても有意な群間差を認めなかった.

TUG：Timed Up and Go test, RCT：randomized controlled trial, WB：whole body, EMS：electromyostimulation, CI：confidence interval, EPA：eicosapentaenoic acid, DHA：docosahexaenoic acid, SPPB：short physical performance battery, HDL-C：high-density lipoprotein-cholesterol, LDL-C：low-density lipoprotein-cholesterol, HOMA-IR：homeostatic model assessment of insulin resistance, CRP：high-sensitivity, C-reactive protein, RM：repetition maximum, IPAQ-SF：International Physical Activity Questionnaire - Short Form

ルク, たんぱく質なし）を摂取させた. その結果, 全群で除脂肪量と筋力に有意な増加がみられたが, 群間での差は認められなかった[1]. Liら（2021年）は, 60歳以上のサルコペニアを有する高齢者241名を対象に, 栄養補助群（ホエイたんぱく質30g/日, エイコサペンタエン酸600mg/日, ドコサヘキサエン酸400mg/日, ビタミンD_3 500IU/日）, 運動群（レジスタンス運動と屋外活動）, 栄養補助と運動群, および通常のカウンセリング群の4群に割り付け, 12週間の介入を行った. その結果, 通常のカウンセリングと比較して, 栄養補助群, 運動群, 栄養補助＋運動群のすべてでASMと握力が有意に増加した[12]. 森ら（2020年）は, サルコペニア高齢者を対象にホエイたんぱく質摂取, レジスタンス運動＋ホエイたんぱく質摂取, レジスタンス運動のみの3群で24週間の介入を行ったが, 骨格筋量指数（skeletal muscle mass index：SMI）増加率に有意な群間差はなかった[11]. これらの研究結果をメタ解析した結果, たんぱく質を含む栄養単独介入は有意な効果を認めなかった（標準化平均差［standardized mean difference：SMD］＝0.03, 95%CI −1.03～1.09, I^2＝84%）が, 栄養と運動の複合介入は有意なSMI増量効果を認めた（SMD＝0.32, 95%CI 0.01～0.62, I^2＝12%）. 一方で, 栄養＋運動の複合介入と運動単独介入の比較では, 有意な群間差はみられなかった（SMD＝0.09, 95%CI −0.18～0.36, I^2＝0%）（図2）.

筋力（握力）については, 9編のRCTが採択された[3～6,8,9,11～13]. Alemán-Mateoら（2012年）の

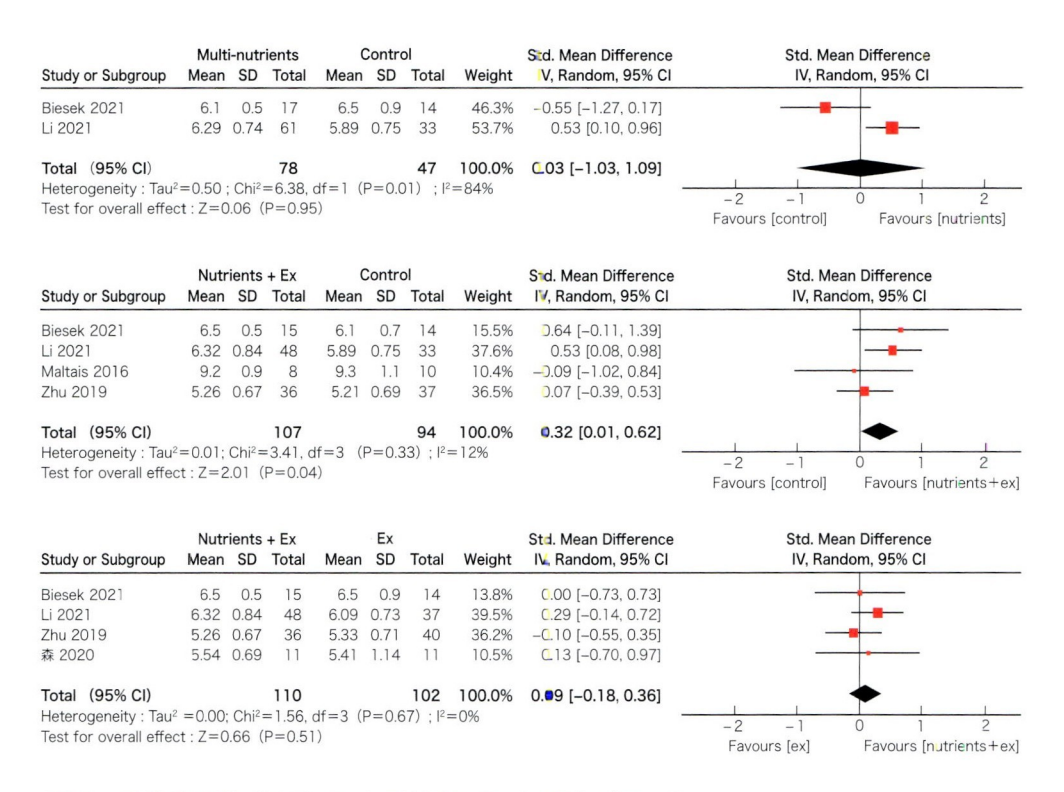

図2　骨格筋指数（SMI）のメタ解析のフォレストプロット

研究では，地域在住サルコペニア高齢者40名（平均年齢76歳）を対象に，12週間のリコッタチーズ摂取（210g/日，たんぱく質15.7g/日）介入を行った．その結果，介入群の握力は0.9±3.4kg増加したが，対照群との有意差は認められなかった[13]．Biesekら（2021年）の研究では，たんぱく質サプリメントの運動への上乗せ効果を認めなかった[3]．Kwokら（2001年）の研究では，施設入所高齢者52名（平均年齢82歳）を対象に，7週間の低乳糖ミルクパウダー摂取（たんぱく質9.4g/日）介入を行ったが有意な握力改善効果を認めなかった[6]．Liら（2021年）の研究では，たんぱく質を含む栄養＋運動の複合介入で有意な筋力改善を認めた[4]．Parkら（2023年）の研究では，地域在住プレフレイル高齢女性57名（平均年齢74歳）を対象に，8週間の複合栄養補助食品摂取（たんぱく質21g/日含む）と運動療法の併用介入を行ったところ，介入群で有意な握力増加を認めた[5]．Wuら（2018年）は，地域在住プレフレイル・フレイル高齢者36名（平均年齢71歳）を対象に，3ヵ月間の多栄養素サプリメント摂取（たんぱく質8g/日含む）介入を実施したが，握力の有意な変化を認めなかった[8]．Zhuら（2019年）の研究では，たんぱく質を含む栄養と運動の複合介入による有意な握力改善効果を認めなかった[12]．Tielandら（2012年）は，平均年齢78歳のフレイルの高齢者62名を対象に，24週間にわたる二重盲検RCTを実施した．介入群には15gのたんぱく質サプリメント（乳たんぱく質）を1日2回摂取させ，両群ともにレジスタンス運動トレーニングを週2回行った．その結果，筋力と身体機能は両群で有意に改善したが，たんぱく質摂取の追加効果は認められなかった[9]．森ら（2020年）の研究では，たんぱく質を含む栄養と運動の複合介入は運動単独介入と比較して握力の有意な改善を認めなかっ

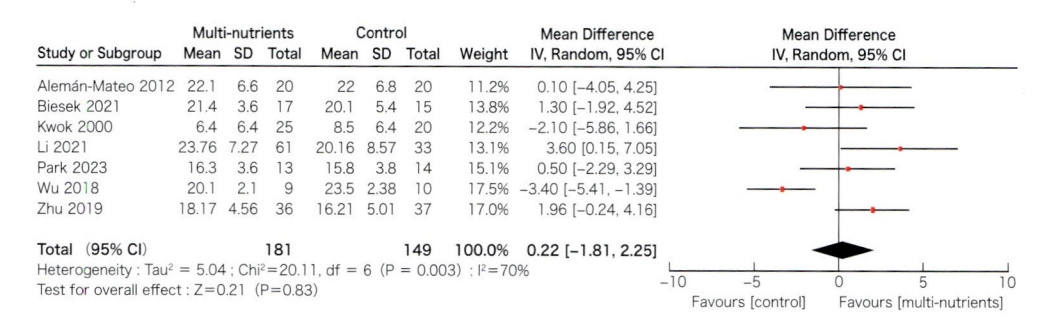

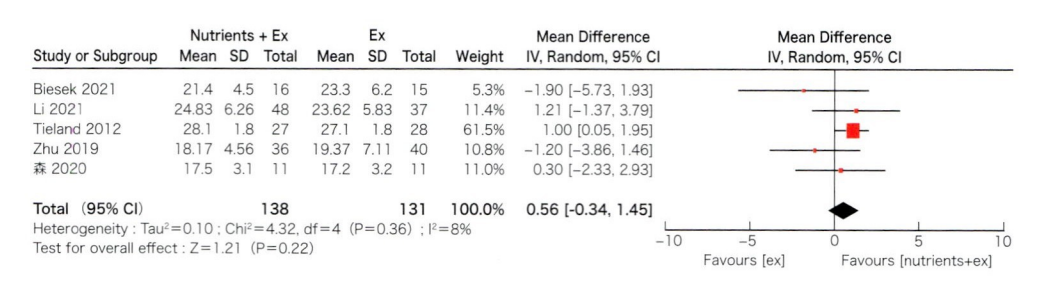

図3　筋力（握力）のメタ解析のフォレストプロット

た[11]．これらの研究結果をメタ解析した結果，たんぱく質を含む栄養単独介入は有意な握力の改善効果を認めなかった（SMD＝0.22，95％CI −1.81〜2.25，I^2＝70％）が，栄養と運動の複合介入により有意な効果を認めた（SMD＝2.64，95％CI 0.75〜4.53，I^2＝2％）．一方，栄養＋運動の複合介入と運動単独介入の比較では有意な群間差はみられなかった（SMD＝0.56，95％CI −0.34〜1.45，I^2＝8％）（図3）．

筋力（膝伸展筋力）については，3編のRCTにおいてたんぱく質と運動の併用介入の効果が運動単独と比較された[9,11,12]．Tielandら（2012年）の研究では，たんぱく質＋運動群で膝伸展筋力が13.5％有意に増加したのに対し，プラセボ＋運動群では3.8％の増加にとどまった[9]．Zhuら（2019年）と森ら（2020年）の研究では2群間に有意差は認められなかった[4,11]．メタ解析の結果，たんぱく質を含む栄養と運動の併用介入は運動単独と比べて膝伸展筋力を改善させる傾向にあったが，統計学的な有意差は認められなかった（SMD＝−0.35，95％CI −0.72〜0.01，I^2＝20％）（図4）．

身体機能（歩行速度）については，6編のRCTが採択された[1,2,5,8,9,11]．Boutry-Regardら（2020年）は，移動制限のある自立生活を営む高齢者41名（平均年齢80.5歳）を対象に，12週間のたんぱく質サプリメント（ホエイたんぱく質20g/日）と電気的筋肉刺激の併用介入を行った．結果として，電気刺激と関係なくたんぱく質を含む多栄養素補給は炭水化物摂取群と比較して

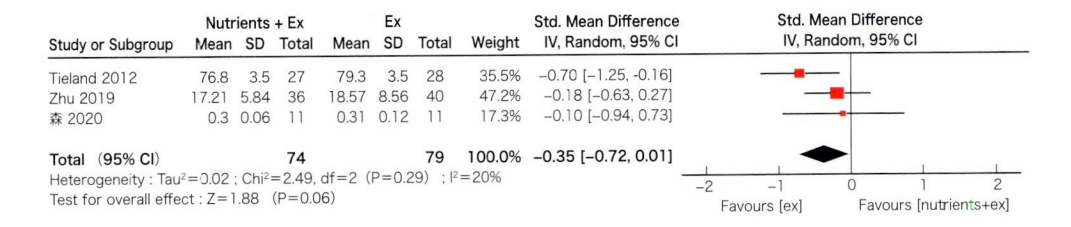

図 4　筋力（膝伸展筋力）のメタ解析のフォレストプロット

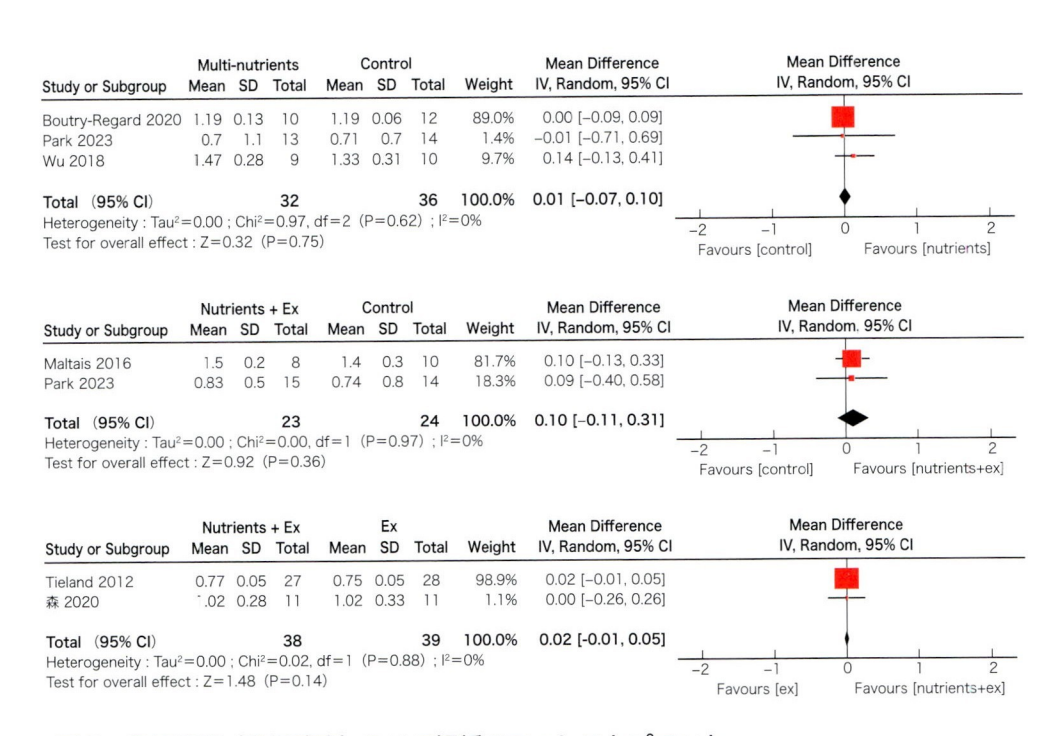

図 5　身体機能（歩行速度）のメタ解析のフォレストプロット

歩行速度が 8% 改善した[2]．Park ら（2023 年）の研究では，たんぱく質強化食と有酸素運動の併用により歩行速度が有意に改善した[5]．Wu ら（2018 年）の研究では，栄養素サプリメントの介入で歩行速度 0.1 m/s の有意な改善を認めた[8]．Maltais ら（2016 年）および Tieland ら（2012 年），森ら（2020 年）の研究では，たんぱく質を含む栄養と運動の複合介入で歩行速度の有意な改善効果を認めなかった[1,9,11]．これら採択した論文のメタ解析の結果，たんぱく質を含む栄養単独介入 vs. コントロール（SMD = 0.01，95%CI −0.07〜0.10，$I^2 = 0\%$），栄養 + 運動 vs. コントロール（SMD = 0.10，95%CI −0.11〜0.31，$I^2 = 0\%$），栄養 + 運動 vs. 運動単独（SMD = 0.02，95%CI −0.01〜0.05，$I^2 = 0\%$）のいずれの解析においても有意な歩行速度の改善効果を認めなかった（図 5）．

　バランス能力，下肢筋力，歩行能力の包括的指標である SPPB（short physical performance

Study or Subgroup	Nutrients + Ex			Control			Weight	Mean Difference IV, Random, 95% CI	Mean Difference IV, Random, 95% CI
	Mean	SD	Total	Mean	SD	Total			
Park 2023	10.5	1.2	15	9.3	1.6	14	33.6%	1.20 [0.17, 2.23]	
Tieland 2012	9.5	0.4	27	9.2	0.45	28	66.4%	0.30 [0.08, 0.52]	
Total （95% CI）			42			42	100.0%	0.60 [−0.23, 1.44]	

Heterogeneity：Tau^2=0.26；Chi^2=2.77, df=1 （P=0.10）；I^2=64%
Test for overall effect：Z=1.42 （P=0.16）

Favours [control]　Favours [nutrients+ex]

図6　身体機能（SPPB）のメタ解析のフォレストプロット

battery）については，2編のRCTでたんぱく質と運動の併用介入の効果がコントロール群と比較された[5,9]．Parkら（2023年）の研究では栄養＋運動でSPPBが有意に改善した[5]．Tielandら（2012年）の研究では，たんぱく質を含む栄養と運動の複合介入は運動単独介入に比べSPPBの改善効果を認めた[9]．これら2編の研究結果をメタ解析した結果，たんぱく質と運動の併用介入は，コントロール群と比較してSPPBの有意な改善効果を認めなかった（SMD＝0.60，95%CI −0.23〜1.44，I^2＝64%）（図6）．

　QOL（quality of life，生活の質）については，2編のRCTにおいて多栄養素と運動の併用介入の効果が検討された[11,12]．Zhuら（2019年）の研究では，運動とアミノ酸サプリメントの併用介入群でSF-12による健康関連QOLの身体的側面と精神的側面の両方が改善し，運動単独群でもSF-12のQOL指標が改善傾向を示した．特に身体機能のQOL改善が顕著であった[12]．森ら（2020年）の研究では，たんぱく質を含む栄養と運動の複合介入群でSF-12のQOL指標が最も改善した[11]．しかしメタ解析では，身体的QOL（SMD＝0.35，95%CI −0.32〜1.02，I^2＝52%）および精神的QOL（SMD＝0.15，95%CI −0.49〜0.80，I^2＝49%）ともに栄養＋運動による有意な効果は認められなかった（図7）．

　フレイルへの効果については，2編のRCTでたんぱく質を含む包括的な栄養介入の効果が検討された．Wuら（2018年）の研究では，プレフレイル・フレイル高齢者36名に対するたんぱく質8g/日を含む包括的な栄養介入（栄養教育，カスタマイズされた食器，混合ナッツとスキムミルクパウダー含有の多栄養素サプリメント）によりフレイルスコア（Friedのフレイル表現型の5項目の該当数：0〜5）の平均0.33ポイントの有意な改善が観察された[8]．一方，たんぱく質を含む多栄養素サプリメントのみの介入では，フレイルスコアの有意な改善は認めなかった．Biesekら（2021年）の研究では，プレフレイルの高齢女性90名を対象に，エクササイズゲーム（Nintendo Wii Fit Plus®）とたんぱく質補充（21 gのホエイたんぱく質含有）の併用介入を行った結果，疲労/消耗感の項目で有意な改善がみられた[3]．エクササイズゲーム単独群で100%，たんぱく質補充単独群で75%，併用群で100%の参加者で疲労/消耗感が改善した．さらに，エクササイズゲーム単独群の73.3%，併用群の55.6%がプレフレイルから非フレイル（健常）に改善した．これらの結果は，複数の食品群の摂取バランスを最適化しつつ，質を高めた食事へのアドヒアランスを高める包括的なアプローチや，運動療法との併用が，高齢者のフレイル状態を改善する可能性があることを示唆する．特に，たんぱく質補充と運動療法の併用は，フレイルの主要な症状である疲労感の改善に効果的である可能性が示された．

　Risk of biasの評価では，ランダム化の方法や割付の隠蔽手法，参加者と研究者の盲検化，アウトカム評価の盲検化，不完全なアウトカムデータ，選択的報告などの各ドメインで，一部の研究にhigh riskまたはsome concernsが認められた．

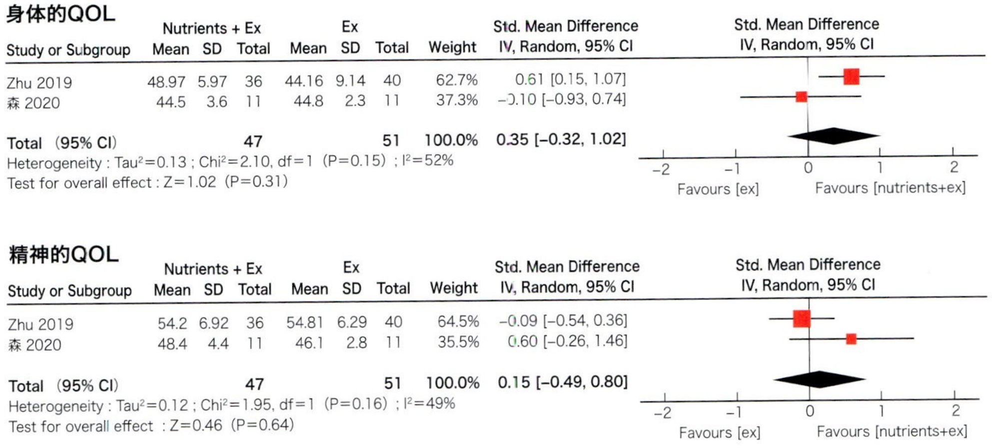

図7　身体的 QOL と精神的 QOL のメタ解析のフォレストプロット

　CQ4b に関連して SR を行ったが，死亡，入院，ADL 低下などを主要アウトカムとして評価した研究はみつからなかった．採択された 13 編の RCT のうち，これらの転帰を副次的アウトカムとして報告しているものが 1 編あった[6]．Kwok ら（2001 年）の研究では，高齢者施設入居者 47 名を対象に，低乳糖ミルクパウダーを 1 日 2 回，7 週間にわたって摂取させた．その結果，ADL 低下の抑制傾向が報告されたが，統計学的有意差は認められなかった．この研究の介入期間は短く，サンプルサイズも限られているため，長期的な転帰への影響を評価するには不十分であった．また，サルコペニアやフレイルに特化した対象者選定がなされていなかった．

　たんぱく質の栄養介入による望ましい効果として筋肉量や筋力の改善が示唆された一方，望ましくない影響として腎機能への負荷が懸念されるが，採択研究では重篤な有害事象の報告はなかった．一方で，SR で採用されなかった地域在住の双子の高齢者 3,302 人を対象とした横断研究で，高たんぱく質（1.3 g/kg/日以上）の食事がサルコペニアのリスク増加と関連していた[14]．そのため，サルコペニアやフレイルに対する治療的介入としては高たんぱく質摂取による単独介入では，アウトカム改善として不十分なだけでなく負の影響が生じる可能性が否定できず，今後のさらなる研究が必要である．

　高齢者にとって食事からのたんぱく質摂取を増やすことは容易ではないが，サルコペニアとフレイルのリスクを考慮すると，可能な範囲でたんぱく質摂取量を適正化することが望ましいと考えられる．ただし，経済的負担や食習慣の変更に対する抵抗感など，患者の価値観や希望にも配慮が必要である．たんぱく質サプリメントの使用は一定の費用を要するが，サルコペニアやフレイルに伴う医療・介護費用の増大を考慮すると，費用対効果は高いと考えられる．ただし，具体的なエビデンスは乏しい．

　CQ4a について，骨格筋量や筋力，身体機能，QOL に対するメタ解析では，たんぱく質を含む栄養と運動の複合介入が骨格筋量と筋力の改善効果を示す複数の量的統合があった．また，メタ解析で有意な結果を示さなかったものの個別の研究でたんぱく質と運動療法との併用による骨格筋量，筋力，身体機能，QOL の有意な改善を報告している RCT が複数あり，たんぱく質を含む栄養と運動の組み合わせが高齢者のサルコペニアやフレイルの筋肉量と筋力の改善に

寄与する高い可能性が示された．以上より，エビデンスの確実性は強（A）とし，益と害のバランスも勘案して，サルコペニアとフレイルへのたんぱく質の栄養介入を「推奨する」とする推奨文を決定した．（プレ）フレイルの高齢者に対する包括的な栄養介入（たんぱく質を含む）については，2編のRCTでフレイルスコアや疲労/消耗感の有意な改善が観察された．Wuら（2018年）の研究（$n=36$）では，たんぱく質を含む包括的な栄養介入によりフレイルスコアの有意な改善が示された．さらに，Biesekら（2021年）の研究（$n=90$）では，たんぱく質補充と運動療法の併用により，疲労/消耗感の顕著な改善とプレフレイルから非フレイル（健常）への移行が確認された．これらの結果は，たんぱく質を含む包括的な栄養介入がフレイル状態を改善する可能性を強く示唆している．2編のRCTによる一貫した結果が得られたことから，エビデンスの確実性は中（C）と判断した．たんぱく質単独の効果と包括的な介入の効果を区別することは難しいものの，運動療法との併用でより顕著な効果が得られることが示唆された．明らかな害は報告されておらず，潜在的な利益が大きいと考えられることから，推奨の強さは「弱」としつつも，「行うことを提案する」という推奨とした．また，CQ4bについて，現時点ではたんぱく質の栄養介入が死亡，入院，ADL低下などの転帰不良を改善するかどうかについて，明確な結論を導き出すことは困難であるが，たんぱく質を含めてバランスのとれた栄養摂取は予後改善効果が期待され，「行うことを提案する」とする推奨文とした．

　治療をターゲットとしたたんぱく質による栄養介入の至適摂取量について，採択された13編のRCTでは，たんぱく質の介入量が1日10〜40gと幅広く設定されていた．具体的には，Biesekら（2021年）では21g/日のホエイたんぱく質[3]，Zhuら（2019年）では22g/日のホエイたんぱく質[12]，Liら（2021年）では30g/日のホエイたんぱく質などが採用されたが[4]，多くの研究で20〜25g程度のたんぱく質が採用され一定の効果が示された．現時点では具体的な推奨量を提示することは難しいが，サルコペニアやフレイルの治療を目指す高齢者に対しては，運動療法と併用しながら，食事から十分なたんぱく質摂取が難しい場合は，食事に加えて1日20〜25g程度のたんぱく質補充が有効である可能性が高い．ただし，個々の患者の状態や併存疾患，特に腎機能などを考慮しながら，適切な摂取量を決定する必要がある．以上より，エビデンスの確実性は非常に弱く（D），益と害のバランスも勘案して，たんぱく質の至適摂取量について提案する推奨を決定した．

　今後は，サルコペニアやフレイルの診断基準，重症度，併存疾患，栄養状態などを考慮したサブグループ解析や，たんぱく質の種類，用量，摂取タイミングなどを比較したRCTによるエビデンスの蓄積が求められる．

文献

1) Maltais ML, Ladouceur JP, Dionne IJ. The Effect of Resistance Training and Different Sources of Postexercise Protein Supplementation on Muscle Mass and Physical Capacity in Sarcopenic Elderly Men. J Strength Cond Res 2016; **30**: 1680-1687

2) Boutry-Regard C, Vinyes-Parés G, Breuillé D, Moritani T. Supplementation with Whey Protein, Omega-3 Fatty Acids and Polyphenols Combined with Electrical Muscle Stimulation Increases Muscle Strength in Elderly Adults with Limited Mobility: A Randomized Controlled Trial. Nutrients 2020; **12**: 1866

3) Biesek S, Vojciechowski AS, Filho JM, et al. Effects of Exergames and Protein Supplementation on Body Composition and Musculoskeletal Function of Prefrail Community-Dwelling Older Women: A Randomized, Controlled Clinical Trial. Int J Environ Res Public Health 2021; **18**: 9324

4) Li Z, Cui M, Yu K, et al. Effects of nutrition supplementation and physical exercise on muscle

mass, muscle strength and fat mass among sarcopenic elderly: a randomized controlled trial. Appl Physiol Nutr Metab 2021; **46**: 494-500

5) Park W, Lee J, Hong K, et al. Protein-Added Healthy Lunch-Boxes Combined with Exercise for Improving Physical Fitness and Vascular Function in Pre-Frail Older Women: A Community-Based Randomized Controlled Trial. Clin Interv Aging 2023; **18**: 13-27

6) Kwok T, Woo J, Kwan M. Does low lactose milk powder improve the nutritional intake and nutritional status of frail older Chinese people living in nursing homes? J Nutr Health Aging 2001; **5**: 17-21

7) Roschel H, Hayashi AP, Fernandes AL, et al. Supplement-based nutritional strategies to tackle frailty: A multifactorial, double-blind, randomized placebo-controlled trial. Clin Nutr Edinb Scotl 2021; **40**: 4849-4858

8) Wu S-Y, Hsu L-L, Hsu C-C, et al. Dietary education with customised dishware and food supplements can reduce frailty and improve mental well-being in elderly people: A single-blind randomized controlled study. Asia Pac. J Clin Nutr 2018; **27**: 1018-1030

9) Tieland M, Dirks ML, van der Zwaluw N, et al. Protein supplementation increases muscle mass gain during prolonged resistance-type exercise training in frail elderly people: a randomized, double-blind, placebo-controlled trial. J Am Med Dir Assoc 2012; **13**: 713-719

10) Payette H, Boutier V, Coulombe C, Gray-Donald K. Benefits of nutritional supplementation in free-living, frail, undernourished elderly people: a prospective randomized community trial. J Am Diet Assoc 2002; **102**: 1088-1095

11) 森　博康, 平尾智洋, 森本和幸ほか. サルコペニア治療を目的としたレジスタンス運動と乳清たんぱく質の栄養摂取タイミングの有用性―栄養療法と運動療法のランダム化比較介入試験の検証. デサントスポーツ科学 2020; **41**

12) Zhu L-Y, Chan R, Kwok T, et al. Effects of exercise and nutrition supplementation in community-dwelling older Chinese people with sarcopenia: a randomized controlled trial. Age Ageing 2019; **48**: 220-228

13) Alemán-Mateo H, Macías L, Esparza-Romero J, et al. Physiological effects beyond the significant gain in muscle mass in sarcopenic elderly men: evidence from a randomized clinical trial using a protein-rich food. Clin Interv Aging 2012; **7**: 225-234

14) Ni Lochlainn M, Bowyer RCE, Welch AA, et al. Higher dietary protein intake is associated with sarcopenia in older British twins. Age Ageing 2023; **52**: afad018

CQ5

サルコペニアならびにフレイルへのアミノ酸の栄養介入

CQ5a：サルコペニアならびにフレイルを改善するか？

［ステートメント］

● サルコペニアへのロイシンおよびその代謝産物である HMB（β-ヒドロキシ-β-メチル酪酸）を主としたアミノ酸を含む栄養介入は，筋肉量，筋力，身体機能を改善するため，行うことを推奨する．

（推奨の強さ：**強**，エビデンスの確実性：**A**）

● フレイルへのロイシンを主としたアミノ酸を含む栄養介入は，筋肉量，筋力，身体機能を改善する可能性があるため，行うことを提案する．

（推奨の強さ：**弱**，エビデンスの確実性：**B**）

● サルコペニアおよびフレイルへの L-カルニチン介入は，十分なエビデンスとなる研究報告がないため，推奨なしとする．

（推奨なし）

CQ5b：サルコペニアならびにフレイルの死亡，入院，ADL 低下などの転帰不良を改善させるか？

［ステートメント］

● サルコペニア・フレイルへのアミノ酸介入が死亡，入院，ADL 低下などの転帰不良を改善させるかについては，エビデンスがないため，推奨なしとする．

（推奨なし）

解説

　たんぱく質の構成成分であるアミノ酸は体内の各臓器で必要なたんぱく質の原料になるばかりか，近年アミノ酸自体が各臓器で様々な働きを行っていることが明らかになっている．ある種のアミノ酸は骨格筋に直接働き，筋タンパク質同化反応を促進することも明らかになっている．したがって，これらのアミノ酸のサルコペニアやフレイルへの治療効果に期待が寄せられている．実際，サルコペニアならびにフレイルへのアミノ酸の栄養介入は，サルコペニアやフレイルを改善する可能性があり，重要な臨床課題である．

　CQ5a に関してはサルコペニアへのアミノ酸介入の効果をみたランダム化比較試験（RCT）のシステマティックレビュー（SR）とメタ解析は，3編が含まれた（図 1）[1〜3]．どの SR とメタ解析にも，栄養単独の研究と運動を併用した研究の両者が含まれ，両者をいっしょに解析していた．そのなかでロイシンによる介入効果をみた最近のメタ解析では 6 研究が含まれ，筋肉量，筋力，身体機能全体でみた場合，対照群より有意に改善した（標準化平均差［standardized mean difference：SMD］＝0.939，95％CI 0.440〜1.438，$p < 0.001$）．項目別では，筋力が対照群より有意に改善した（SMD＝0.794，95％CI 0.104〜1.485，$p = 0.024$）[1]．一方，筋肉量（SMD＝0.763，95％CI −0.353〜1.880，$p = 0.180$）と身体機能（SMD＝0.788，95％CI −0.010〜1.586，$p = 0.053$）

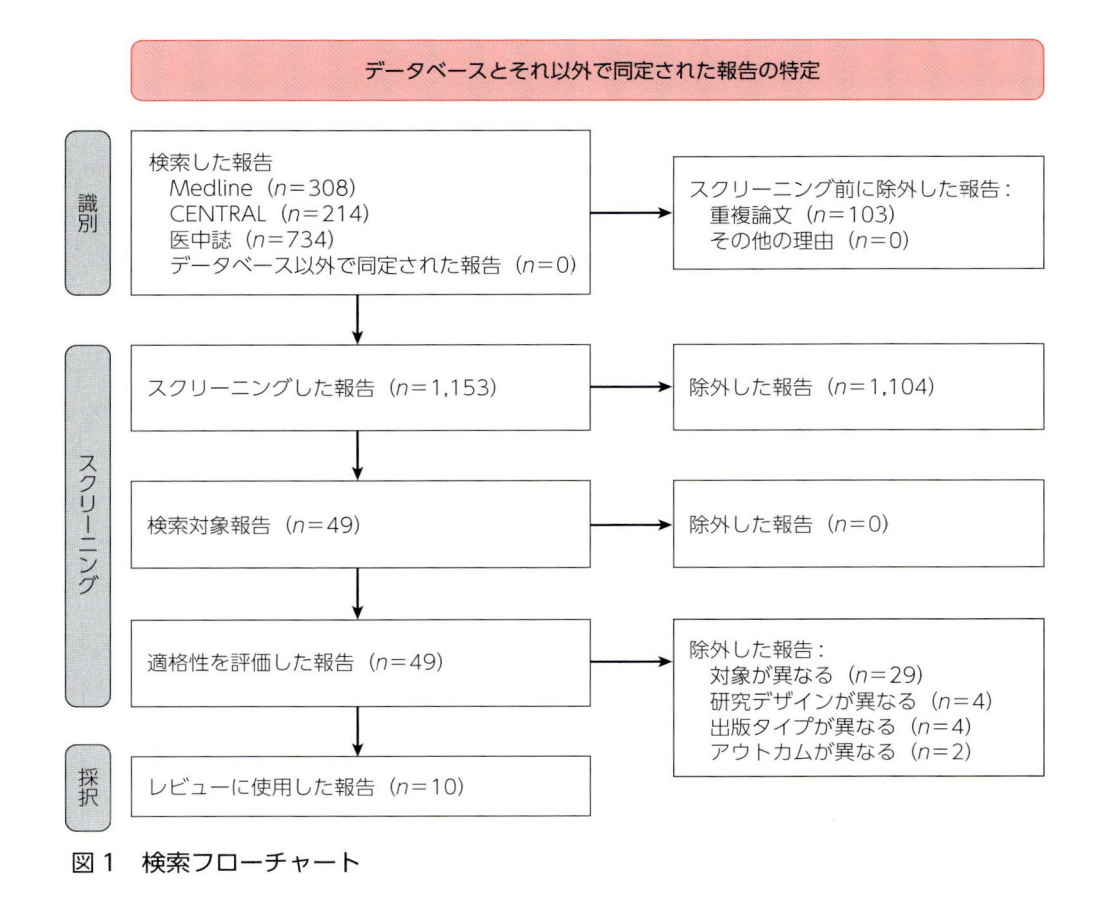

図1　検索フローチャート

は，統計学的に有意な改善を認めなかった[1]．ホエイたんぱく質＋ロイシン＋ビタミン D による介入効果をみたメタ解析では 3 研究が含まれ，四肢骨格筋量（appendicular skeletal muscle：ASM）が対照群より有意に改善した（SMD＝0.27，95％CI 0.09〜0.44，p＝0.003）[3]．一方，握力（SMD＝1.03，95％CI −0.10〜2.16，p＝0.07）と Short Physical Performance Battery（SPPB）（SMD＝1.01，95％CI −0.86〜2.88，p＝0.29）は，統計学的に有意な改善を認めなかった[3]．いずれの SR も AMSTAR2（a measurement tool to assess the methodological quality of systematic reviews 2）基準で評価して，全体的な信頼性の評価は高かった．メタ解析のあとに報告されたホエイたんぱく質＋ロイシン＋ビタミン D による介入効果をみた RCT では，歩行速度は有意に改善したが，筋肉量と筋力には有意な改善を認めなかった[4]．Kim ら[5]の RCT は SR でヒットしたが，メタ解析に含まれていた．

　サルコペニア高齢者にロイシンの代謝産物である HMB（beta-hydroxy-beta-methylbutyrate, β-ヒドロキシ-β-メチル酪酸）介入（1.5 g Ca HMB，2 回/日，12 週間）の効果をみた RCT では，握力と身体機能（歩行速度，5 回椅子立ち上がり時間）が有意に改善したが，筋肉量の変化には有意差を認めなかった[6]．以上の結果より，サルコペニアへのロイシンを主としたアミノ酸介入は筋肉量，筋力，身体機能を改善するため，行うことを推奨する．複数の RCT ならびにメタ解析もあり，エビデンスの確実性は強（A）とした．

　フレイルへのアミノ酸介入の効果をみた RCT は 4 編が含まれた[7〜10]．そのうち 2 編は L-カルニチン介入の効果をみた論文であった．Badrasawi ら[7] の研究では，プレフレイルからフレイルの高齢者に L-カルニチンを 1 日 1.5 g，10 週間投与して，握力や歩行速度の変化をみているが，介入群の前後比較，対照群の前後比較のみが行われており，握力や歩行速度が両群比較で有意に改善したかは不明である．Malaguarnera ら[8] の研究では，プレフレイルからフレイルの高齢者に L-カルニチンを 1 日 3 g，3 ヵ月間投与した結果，身体機能である歩行距離や SPPB に両群で統計学的有意差を認めなかった．以上より，フレイルへの L-カルニチン介入は十分なエビデンスとなる研究報告がないため，推奨なしとした．

　BCAA（branched-chain amino acid，分岐鎖アミノ酸）に関しては 1 編の介入効果をみた論文があった．Ikeda ら[9] の研究では，プレフレイルからフレイルの要介護高齢者に 1 日 6 g の BCAA を 3 ヵ月間投与した結果，レッグプレスと膝伸展筋力の変化は統計学的に有意に改善したが，握力と Timed Up and Go（TUG）test の変化には統計学的有意差を認めなかった．Roschel ら[10] の研究では，プレフレイルからフレイルの地域在住高齢者を対象に 16 週間にわたり，全員にレジスタンス運動（2 回/週）を実施し，さらに 1 日 7.5 g のロイシン，1 日 30 g のホエイたんぱく質（乳清たんぱく質でロイシンを含む BCAA に富む），1 日 30 g の大豆たんぱく質をそれぞれ投与した場合と対照群との比較が報告されている．ロイシンはレッグプレス，ベンチプレス，TUG test，Time stands test（椅子から 30 秒以内に行える最大立ち上がり回数を評価），ASM を有意に改善したが，握力と除脂肪量には統計学的有意差を認めなかった．ホエイたんぱく質は，レッグプレス，ベンチプレス，Time stands test，ASM を有意に改善したが，握力，TUG test，除脂肪量には統計学的有意差を認めなかった．大豆たんぱく質はレッグプレス，ベンチプレス，TUG test，Time stands test，ASM を有意に改善したが，握力と除脂肪量には統計学的有意差を認めなかった．以上より，フレイルへのアミノ酸介入は，筋肉量，筋力，身体機能を改善するが，筋力と身体機能に関して改善したのは一部の項目だけであったため，強い推奨ではなく，弱い推奨にあたる提案とした．RCT 研究もありエビデンスの確実性は中（B）と判断した．

　副作用，リスクに関して，引用した研究内では報告されていなかったが，慢性腎臓病では過量のアミノ酸摂取によって腎機能が悪化する可能性があることに留意すべきである．

　CQ5b に関してはサルコペニアへのアミノ酸介入の効果をみた研究は複数あったが，死亡，入院，ADL 低下などの転帰不良をアウトカムとした研究はなかった．以上より，これらのアウトカムに関しては，エビデンスがないため推奨なしとした．

　フレイルへのアミノ酸介入による ADL への効果をみた研究はあった．しかし，Badrasawi ら[7] の L-カルニチンによる介入研究では基本的 ADL（Katz Index で評価）と手段的 ADL（Lawton の尺度で評価）の変化をみているが，介入群の前後比較，対照群の前後比較のみが行われており，基本的 ADL や手段的 ADL が両群比較で有意に改善したかは不明である．Ikeda ら[9] の BCAA による介入研究では，手段的 ADL（Frenchay Activities Index で評価）の変化に統計学的な有意差を認めなかった．以上より，サルコペニアおよびフレイルを対象としたアミノ酸介入の死亡，入院，ADL 低下などの転帰不良をアウトカムとしたエビデンスが現時点でないため推奨なしとした．今後は，アウトカムをサルコペニア，フレイルではなく，死亡，入院，ADL 低下などの転帰不良とした RCT が望まれる．

文献

1） Lee SY, Lee HJ, Lim JY. Effects of leucine-rich protein supplements in older adults with sarcopenia: A systematic review and meta-analysis of randomized controlled trials. Arch Gerontol Geriatr 2022; **102**: 104758

2） Conde Maldonado E, Marqués-Jiménez D, Casas-Agustench P, Bach-Faig A. Effect of supplementation with leucine alone, with other nutrients or with physical exercise in older people with sarcopenia: a systematic review. Endocrinol Diabetes Nutr (Engl Ed) 2022; **69**: 601-613

3） Chang MC, Choo YJ. Effects of Whey Protein, Leucine, and Vitamin D Supplementation in Patients with Sarcopenia: A Systematic Review and Meta-Analysis. Nutrients 2023; **15**: 521

4） Lin CC, Shih MH, Chen CD, Yeh SL. Effects of adequate dietary protein with whey protein, leucine, and vitamin D supplementation on sarcopenia in older adults: An open-label, parallel-group study. Clin Nutr 2021; **40**: 1323-1329

5） Kim HK, Suzuki T, Saito K, et al. Effects of exercise and amino acid supplementation on body composition and physical function in community-dwelling elderly Japanese sarcopenic women: a randomized controlled trial. J Am Geriatr Soc 2012; **60**: 16-23

6） Yang C, Song Y, Li T, et al. Effects of Beta-Hydroxy-Beta-Methylbutyrate Supplementation on Older Adults with Sarcopenia: A Randomized, Double-Blind, Placebo-Controlled Study. J Nutr Health Aging 2023; 27: 329-339

7） Badrasawi M, Shahar S, Zahara AM, et al. Efficacy of L-carnitine supplementation on frailty status and its biomarkers, nutritional status, and physical and cognitive function among prefrail older adults: a double-blind, randomized, placebo-controlled clinical trial. Clin Interv Aging 2016; **11**: 1675-1686

8） Malaguarnera G, Catania VE, Bertino G, et al. Acetyl-L-carnitine Slows the Progression from Pre-frailty to Frailty in Older Subjects: A Randomized Interventional Clinical Trial. Curr Pharm Des 2022; **28**: 3158-3166

9） Ikeda T, Aizawa J, Nagasawa H, et al. Effects and feasibility of exercise therapy combined with branched-chain amino acid supplementation on muscle strengthening in frail and pre-frail elderly people requiring long-term care: a crossover trial. Appl Physiol Nutr Metab 2016; **41**: 438-445

10） Roschel H, Hayashi AP, Fernandes AL, et al. Supplement-based nutritional strategies to tackle frailty: A multifactorial, double-blind, randomized placebo-controlled trial. Clin Nutr 2021; **40**: 4849-4858

C）微量栄養素（ビタミン・ミネラル・その他）

CQ6

サルコペニアならびにフレイルへのビタミンの栄養介入

CQ6a：サルコペニアならびにフレイルを改善するか？

［ステートメント］

● サルコペニアへのビタミンDの単独介入の効果は明らかでないが，ビタミンD不足状態にあるときの運動やたんぱく質との複合介入は筋力や身体機能の改善への効果が期待できるため，行うことを推奨する．

（推奨の強さ：**強**，エビデンスの確実性：**B**）

● フレイルへのビタミンD介入は，進行を抑制する効果があるものの，介入用量に依存した抑制効果は認められなかった．しかし，ビタミンD不足によるフレイル発症リスクの増加は明らかであり，ビタミンD不足状態にあるときのビタミンDの治療介入を提案する．

（推奨の強さ：**弱**，エビデンスの確実性：**D**）

● 抗酸化ビタミン類（例：ビタミンC, E）に関してはまだ有効性を示す介入研究が少ないが，ビタミンDやたんぱく質との複合介入でサルコペニアに対して効果がある可能性があり，適切な補充を行うことを提案する．

（推奨の強さ：**弱**，エビデンスの確実性：**D**）

CQ6b：サルコペニアならびにフレイルの死亡，入院，ADL低下などの転帰不良を改善させるか？

［ステートメント］

● 大腿骨骨折を含む新規の骨折に対するビタミンD単独介入では抑制効果は認められなかったが，閉経後女性や高齢男性に対し，Ca（カルシウム）との組み合わせ介入では骨折抑制効果が認められた．サルコペニア，フレイル合併高齢者は転倒骨折リスクが高いため，高Ca血症に留意してこれらの介入を行うことを提案する．

（推奨の強さ：**弱**，エビデンスの確実性：**C**）

● ビタミンD不足のサルコペニアまたはフレイルに対して運動に加え，ビタミンDを併用する栄養療法を行うことは直接的なエビデンスはないものの，転帰不良を改善させる可能性があり行うことを提案する．

（推奨の強さ：**弱**，エビデンスの確実性：**D**）

解説

　　サルコペニアやフレイルの改善において，ビタミンは重要な役割を果たす．ビタミンには多様な種類が存在するが，なかでも特に，ビタミンDは筋タンパク質分解を抑えることによって，骨格筋の萎縮を抑制しサルコペニアの発症ならびに進行に抑制的に働く．さらにビタミンDは

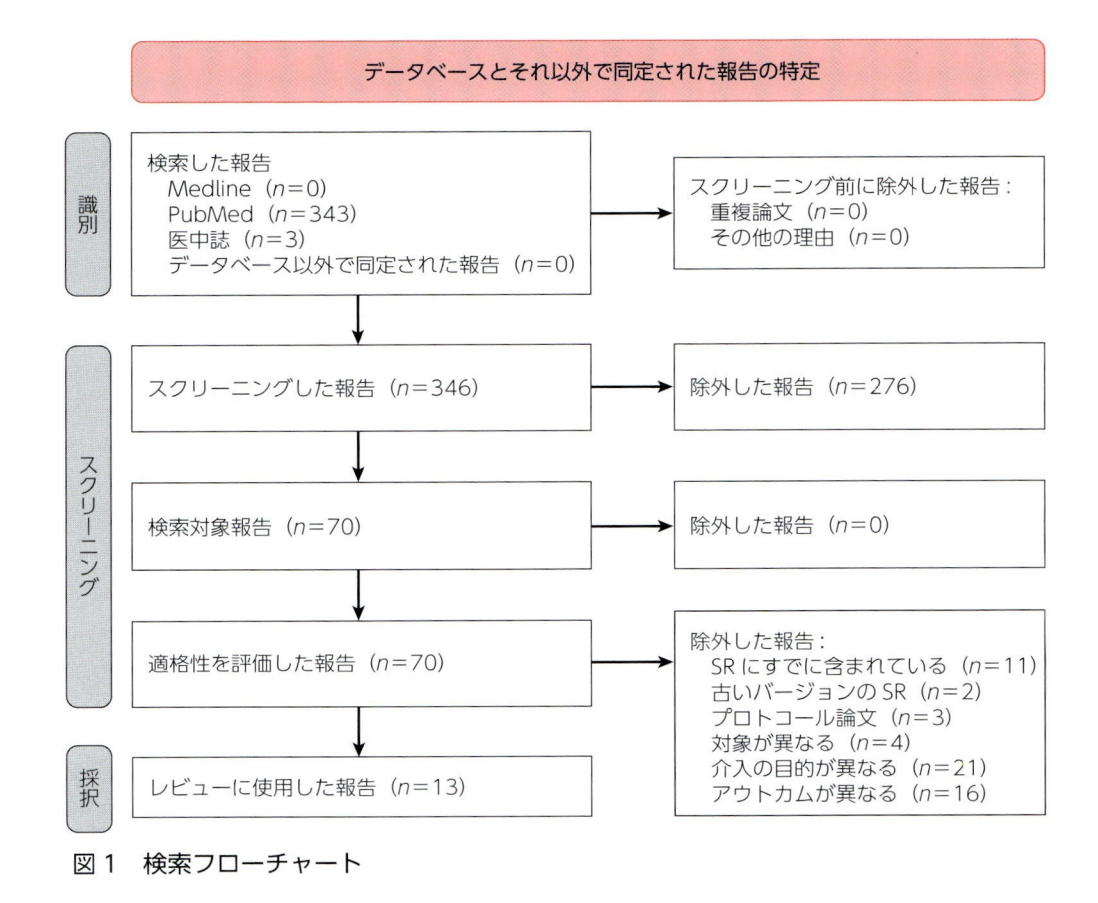

図1 検索フローチャート

骨量を維持することにも働くため，総合的に筋骨格系の機能維持にはビタミンＤは重要な役割を担っている．逆に，ビタミンＤ欠乏は筋量，筋力，運動機能の低下につながり，サルコペニア[1]およびフレイル[2]を引き起こす可能性がある．他のビタミンにおいては，ビタミンＣやＥは抗酸化作用を持ち，筋肉の炎症や損傷を軽減する．ビタミンＡは筋肉や骨の健康に不可欠であり，筋肉の損傷を修復し，骨密度を維持するのに役立つ．ビタミンＫは骨の形成や修復に必要なタンパク質を活性化することで，骨密度を増加させ，骨粗鬆症や骨折のリスクを減少させる．これらのビタミンを適切に摂取することが重要であり，必要に応じて介入によりサルコペニアやフレイルの改善が期待できる可能性がある．

　サルコペニアならびにフレイルへのビタミン介入の効果をみるために，ランダム化比較試験（RCT），システマティックレビュー（SR），メタ解析の論文を対象に検索を行った．346編がヒットして，最終的にSR 7編，RCT 6編が対象となった[1~13]（図1）．論文の大半はビタミンＤ介入の効果検証であり，単独やほかの介入との組み合わせで行われたものであった．

【ビタミンＤ関連】

　地域在住高齢者を対象に，ビタミンＤ単独補充〔メタ解析に含まれる研究の介入期間ならびにビタミンＤ投与量：4～36ヵ月間，ビタミンＤ₂［853～4,000 IU/日，8,400 IU/週，50,000 IU/月，

150,000 IU/3 ヵ月］，ビタミン D_3：0.5 μg/日）を行った RCT の SR・メタ解析の結果では，身体能力（short physical performance battery：SPPB）の改善は認められたが，握力，Timed Up and Go（TUG）test，四肢骨格筋量ならびにほかの身体機能の有意な改善は認められなかった[3]．上記のメタ解析には含まれていない研究で，ビタミン D のなかでも，血中ビタミン D の上昇作用が強い 25-ヒドロキシビタミン D_3（25OHD$_3$）の介入（24 週間補充 10～30 μg/日）では筋力および歩行速度の有意な改善が認められた[4]．ビタミン D 不足（$n=128$，平均血清 25（OH）D = 12.92 ± 4.3 ng/mL）かつサルコペニアの疑い群を対象としたビタミン D の介入（6 ヵ月間，ビタミン D_3：10,000 IU，週 3 回）の RCT では，プラセボ群に比べて有意な骨格筋量の増加が認められたが，筋力の増強には有意な効果が認められなかった[5]．その他，ビタミン D 不足の過体重高齢者（登録時血清（25OHD）値：10～30 ng/mL，BMI = 30.2 ± 4.5 kg/m^2）を 2 群に分け 12 ヵ月間ビタミン D_3 低用量：600 IU/日，高用量：3,750 IU/日ならびに全対象者には 1,000 mg calcium citrate/日を補充した RCT[6] では，骨格筋量，筋力，内臓脂肪率が低下した割合はベースライン時および 12 ヵ月時ともに 2 群間で差はなかった．同様に，試験開始時（低用量群 1.8% vs. 高用量群 1.6%，$p=0.99$）および 12 ヵ月時（低用量群 3.7% vs. 高用量群 0.9%，$p=0.18$）のサルコペニア肥満を有する患者の割合も両群間で有意差は認められなかった．ビタミン D 不足（血清 25（OH）D＜20 ng/mL）の閉経初期の女性を対象にビタミン D_2 40,000 IU/週を 12 週間補充した RCT では，ビタミン D 介入群で登録時に比較し 12 週後に有意に筋量，筋力の増加を認めたが，対照との比較では群間差を認めなかった[7]．以上より，サルコペニアへのビタミン D の単独介入効果は報告により一定ではなく，その効果は明らかではないと結論した．

　一方で，サルコペニアの特徴を持つ患者に対するビタミン D 介入は，たんぱく質と組み合わせて介入することで，握力や身体機能（sit to stand time 評価：椅子起立試験時間）を有意に改善することが SR・メタ解析から示された[8]．この報告では 8 研究が採用され，結果はビタミン D（100～1,600 IU/日）とたんぱく質（10～44 g/日）の補給は，プラセボと比較して，握力の改善（SMD［standardized mean difference］= 0.38 ± 0.07，95%CI 0.18～0.47，$p=0.04$，$I^2=76.2\%$）および椅子起立試験時間の短縮（SMD = 0.25 ± 0.09，95%CI 0.06～0.43，$p=0.007$，$I^2=0\%$）によって示されるように，筋力に対する有意な効果を示した．一方で，身体機能（歩行速度で評価）に関しては有意な効果は認めておらず，また骨格筋指数（skeletal muscle mass index：SMI）で評価した筋肉量に対する効果もわずかに有意ではなかった（SMD = 0.25 ± 0.13，95%CI −0.006～0.51，$p=0.05$，$I^2=0\%$）[8]．さらに，9 研究を用いたネットワークメタ解析では，ビタミン D 単独介入に比べて，ビタミン D とたんぱく質，運動（具体的記載なし）との複合介入が効果的で，有意な握力の改善や骨格筋量増加の傾向が示された[9]．以上よりビタミン D はたんぱく質や運動を組み合わせた複合介入によりサルコペニアに有効であるとの結論が SR ならびにメタ解析で報告されており，複合介入効果のエビデンスの確実性は強いものの，そのなかでのビタミン D 単独での効果に関しては示されておらず，エビデンスの確実性は中（B）と判断した．

　フレイルに対するビタミン介入の効果は，70 歳以上のビタミン D 不足（血清 25（OH）D 10～29 ng/mL）かつ転倒リスクの高い地域在住高齢者（登録時 69.7% がプレフレイルまたはフレイルと診断）を対象にビタミン D_3 の 4 種類の dose（200 IU/日［対照群］，1,000 IU/日，2,000 IU/日，4,000 IU/日）での，0，3，12，24 ヵ月間の介入を行い，Cardiovascular Health Study 基準（CHS 基準）によるロバスト（健常），プレフレイル，フレイル状態を検討した．その結果，200 IU/日の対照群に比べて，2,000 IU/日の補充群はフレイル状態を悪化させるリスクが 2 倍高かった．一方，4,000 IU/日の補充群はフレイル進行のリスクが有意に低かった[10]．また，対照群に比較して

いずれのビタミン D 高用量群にもフレイルの改善効果は認められなかった．結論としては，ビタミン D 不足高齢者への高用量のビタミン D_3 単独介入によるフレイル進行への抑制ならびに治療効果は一定しなかった．しかし，ビタミン D 不足とフレイル発症との関係を検討した SR 論文があり（7 編のメタ解析，計 $n=17,815$ 名），ビタミン D 低値（4.0〜25.0 ng/mL）がフレイル発症のリスクとなる（pooled OR ＝1.27，95％CI 1.17〜1.38，$I^2=59\%$）ことが報告されている[2]．したがって，ビタミン D 不足の対象者に対しては治療効果に関しても期待ができると考え，弱く推奨（提案）とし，直接的なエビデンスは乏しく確実性はとても弱い（D）とした．

CQ6b に関しては，ビタミン介入による死亡や入院をアウトカムに検討した論文はなく，ADL 低下に関連しては，閉経後女性と高齢男性の大腿骨骨折や新規の骨折に対するビタミン D 単独の抑制効果に関する SR とメタ解析を実施した報告があるが，ビタミン D 単独での骨折抑制効果は認めなかった[11]．しかし，Ca とビタミン D を組み合わせた介入（ビタミン D ＋Ca の補充 ［400〜800 IU/日＋1,000〜1,200 mg/日］）による骨折に対する有意な抑制効果が認められた[11, 12]．この効果が骨への直接効果かサルコペニアやフレイルを介しての効果か否かは不明ではあるが，高 Ca 血症，尿管結石以外の害は考えにくく，行うことを弱く推奨（提案）する．メタ解析が存在するが，サルコペニアやフレイルを直接介する効果が不明なこともありエビデンスの確実性は弱い（C）とした．また，上記のように運動，たんぱく質とビタミン D との複合介入やビタミン D 不足に関してはそれぞれサルコペニアやフレイルへの治療効果が期待できることもあり，直接的なエビデンスはないものの連続性を考えるとこれらは ADL 障害やそれに続く入院リスク，さらには死亡リスクの軽減が期待できる．したがって，これらの介入も弱い推奨（提案）とし，明確なエビデンスが乏しいためエビデンスの確実性は非常に弱い（D）とした．既報の RCT ではビタミン D の投与量が 853〜4,000 IU/日，投与期間も 10 週〜36 ヵ月と幅があり，適切な投与量や投与期間などを検討する RCT 研究も今後必要である．

【抗酸化作用のビタミン関連】

抗酸化作用を有するビタミン類（ビタミン C や E など）を含むサプリメントや野菜・果物類摂取の介入により，握力や身体機能（5 回椅子立ち上がり時間）の有意な改善が認められ，サルコペニアに有効である SR・メタ解析が報告された[13]．そのなかで，特に RCT 研究からサルコペニアに対する有効な介入として，ビタミン E をたんぱく質，ビタミン D，マグネシウム，茶カテキンと組み合わせで摂ること，さらに野菜・果物類の摂取が有効であることが示された．

顔面肩甲上腕型筋ジストロフィー患者（18〜60 歳）において，1 日ビタミン C（500 mg）とビタミン E（dl-α-トコフェリル-アセテート 400 mg）を含む抗酸化サプリメント（その他グルコン酸亜鉛 25 mg，セレノメチオニン 200 μg）の介入（17 週間補充）では 2 分間歩行テストの有意な改善は認めなかったが，身体機能（大腿四頭筋の最大随意筋力や耐久限界時間）の有意な改善を認めた[14]．また，前十字靱帯再建術を受けた男性患者に対して，1 日 2 回のビタミン E（200 IU）とビタミン C（500 mg）の介入（術前 2 週から術後 3 週まで補充）では手術した下肢の有意な筋力改善は認められなかった[15]．

いずれも特殊な対象者への抗酸化ビタミンの介入であるが，サルコペニアやフレイルに対する介入効果も期待できる可能性があり，抗酸化ビタミンの介入を提案する．エビデンスの確実性は非常に弱い（D）とした．今後，サルコペニアやフレイル高齢者を対象としたビタミン単独，あるいは組み合わせの長期的な補充の RCT，また死亡，入院，ADL 低下などの転帰不良の改善などの研究が推進し，新たなエビデンスが蓄積されることが望まれる．

文献

1) Remelli F, Vitali A, Zurlo A, Volpato S. Vitamin D Deficiency and Sarcopenia in Older Persons. Nutrients 2019; **11**: 2861

2) Zhou J, Huang P, Liu P, et al. Association of vitamin D deficiency and frailty: A systematic review and meta-analysis. Maturitas 2016; **94**: 70-76

3) Prokopidis K, Giannos P, Katsikas Triantafyllidis K, et al. Effect of vitamin D monotherapy on indices of sarcopenia in community-dwelling older adults: a systematic review and meta-analysis. J Cachexia Sarcopenia Muscle 2022; **13**: 1642-1652

4) Barbagallo M, Veronese N, Di Prazza A, et al. Effect of Calcifediol on Physical Performance and Muscle Strength Parameters: A Systematic Review and Meta-Analysis. Nutrients 2022; **14**: 1860

5) El Hajj C, Fares S, Chardigny JM, et al. Vitamin D supplementation and muscle strength in pre-sarcopenic elderly Lebanese people: a randomized controlled trial. Arch Osteoporos 2018; **14**: 4

6) Jabbour J, Rahme M, Mahfoud ZR, et al. Effect of high dose vitamin D supplementation on indices of sarcopenia and obesity assessed by DXA among older adults: A randomized controlled trial. Endocrine 2022; **76**: 162-171

7) Suebthawinkul C, Panyakhamlerd K, Yotnuengnit P, et al. The effect of vitamin D2 supplementation on muscle strength in early postmenopausal women: a randomized, double-blind, placebo-controlled trial. Climacteric. 2018; 21: 491-497

8) Gkekas NK, Anagnostis P, Paraschou V, et al. The effect of vitamin D plus protein supplementation on sarcopenia: A systematic review and meta-analysis of randomized controlled trials. Maturitas 2021; **145**: 56-63

9) Cheng SH, Chen KH, Chen C, et al. The Optimal Strategy of Vitamin D for Sarcopenia: A Network Meta-Analysis of Randomized Controlled Trials. Nutrients 2021; **13**: 3589

10) Cai Y, Wanigatunga AA, Mitchell CM, et al. The effects of vitamin D supplementation on frailty in older adults at risk for falls. BMC Geriatr 2022; **22**: 312

11) Avenell A, Mak JC, O'Connell D. Vitamin D and vitamin D analogues for preventing fractures in post-menopausal women and older men. Cochrane Database Syst Rev 2014; **2014**: CD000227

12) Yao P, Bennett D, Mafham M, et al. Vitamin D and Calcium for the Prevention of Fracture: A Systematic Review and Meta-analysis. JAMA Netw Open 2019; **2**: e1917789

13) Besora-Moreno M, Llauradó E, Valls RM, et al. Antioxidant-rich foods, antioxidant supplements, and sarcopenia in old-young adults 55 years old: A systematic review and meta-analysis of observational studies and randomized controlled trials. Clin Nutr 2022; **41**: 2308-2324

14) Passerieux E, Hayot M, Jaussent A, et al. Effects of vitamin C, vitamin E, zinc gluconate, and selenomethionine supplementation on muscle function and oxidative stress biomarkers in patients with facioscapulohumeral dystrophy: a double-blind randomized controlled clinical trial. Free Radic Biol Med 2015; **81**: 158-169

15) Barker T, Leonard SW, Hansen J, et al. Vitamin E and C supplementation does not ameliorate muscle dysfunction after anterior cruciate ligament surgery. Free Radic Biol Med 2009; **47**: 1611-1618

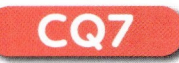

サルコペニアならびにフレイルへのミネラル・その他の栄養介入

CQ7a：サルコペニアならびにフレイルを改善するか？

［ステートメント］

● サルコペニアならびにフレイルへのミネラルの栄養介入がサルコペニアならびにフレイルを直接改善するかどうかについては明確ではないが，認知機能や免疫能，骨密度などのアウトカムを改善させる可能性があり，また一部のミネラルが骨格筋量や身体能力と関連する可能性があることより，過剰投与に留意して行うことを提案する．

（推奨の強さ：**弱**，エビデンスの確実性：**D**）

CQ7b：サルコペニアならびにフレイルの死亡，入院，ADL 低下などの転帰不良を改善させるか？

［ステートメント］

● サルコペニアならびにフレイルへのミネラルの栄養介入が死亡，入院，ADL 低下などの転帰不良を改善するかどうかについては，現時点で明確なエビデンスがなく，推奨なしとする．

（推奨なし）

解説

　ミネラルについて，「日本人の食事摂取基準（2020 年版）」では，ナトリウム，カリウム，カルシウム，マグネシウム，リンを多量ミネラル，鉄，亜鉛，銅，マンガン，ヨウ素，セレン，クロム，モリブデンを微量ミネラルと定義しており，また，それぞれの摂取基準が設定されている．ミネラルは体内で合成できないため食物として摂る必要があり，欠乏症および過剰症による健康障害が指摘されている．疫学研究では健康な対照群と比較して，サルコペニア患者ではカルシウム，マグネシウム，ナトリウム，亜鉛，セレンなどの重要なミネラルの摂取量が低いことが報告されている[1]．しかしながら，サルコペニアならびにフレイルに対するミネラル介入効果のエビデンスは明らかでない．

　そこで，サルコペニアならびにフレイルへのミネラル介入の効果をみるために，ランダム化比較試験（RCT），システマティックレビュー（SR），メタ解析，観察研究を対象に検索を行った．SR の結果，検索式で抽出された全 670 編がスクリーニングされた．重複などを除外した論文のうち一次スクリーニング対象が 596 編，二次スクリーニング対象が 14 編となり，最終的に 7 編が解析対象として採択された（図 1）（表 1）[2~8]．採択論文の研究デザインは，すべて RCT であった．対象者の居住地は，地域居住者が 2 編，高齢者施設または居住サポート付き住居居住者が 3 編，ナーシングホームが 1 編，三次高齢者病院入院患者が 1 編であった．対象者は 65 歳以上の高齢者，骨格筋量減少，体格指数（BMI）が 25.0 kg/m^2 未満，身体機能低下，フレイル，施設入居者などと多彩であった．介入方法は，すべての研究においてたんぱく質や炭水化物などのほかの栄養素との混合による栄養補助食品としてミネラルが提供されており，単独でのミネラ

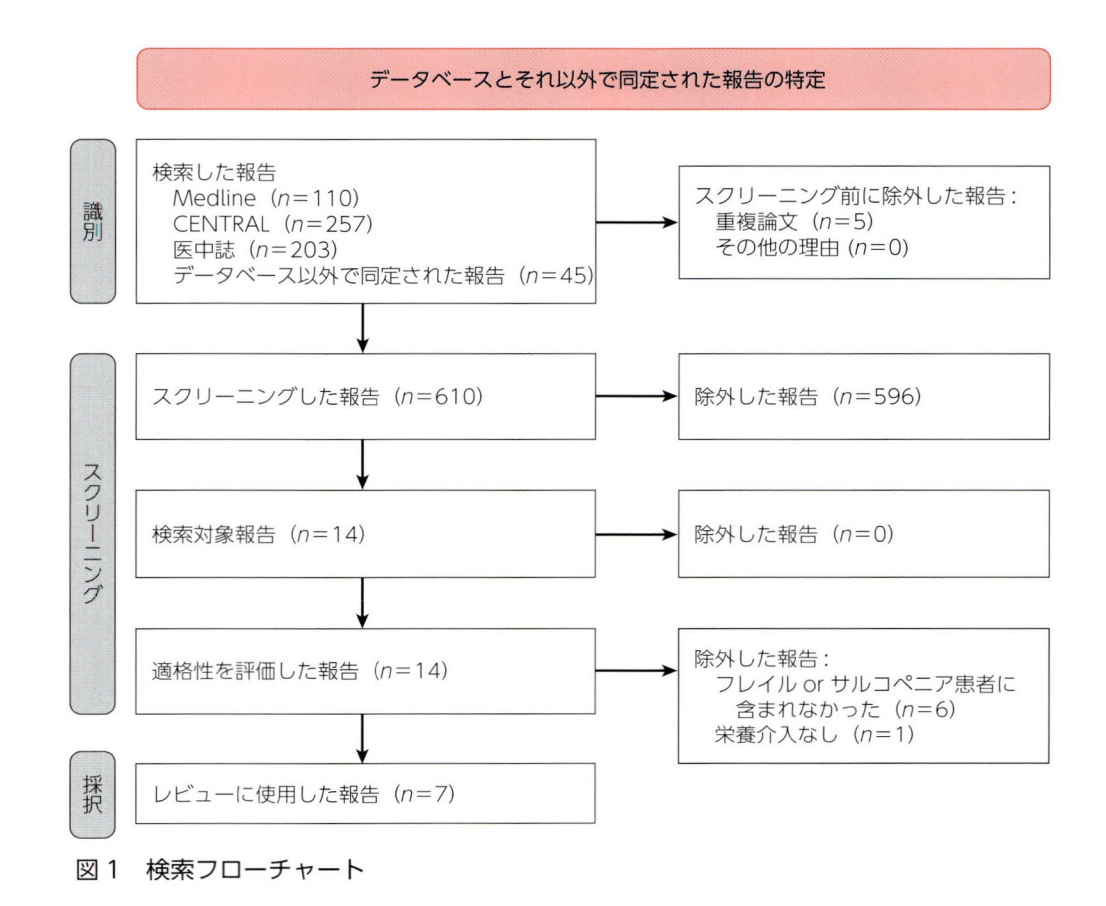

図1　検索フローチャート

ル介入の効果をみた研究はなかった．用いられたミネラルは，カルシウム，混合ミネラル（リン，マグネシウム，鉄，亜鉛，銅，マンガン，モリブデン，セレン，クロムを含む），セレン，亜鉛などを含み，用量や提供頻度は多様であった．カルシウムは5編で，マグネシウムは2編で，亜鉛とセレンはそれぞれ1編で採用されていた．すべての研究において栄養介入の関心の中心はたんぱく質やエネルギーの補給としての栄養補助食品の効果であり，ミネラル介入の効果は補足的なものであった．アウトカムにはADL，体重，握力，栄養摂取量，認知機能，様々な血液データなどが含まれたが，サルコペニアやフレイルの改善をアウトカムとした研究はなかった．副作用に関しては，ミネラルの介入による副作用のために脱落や追加治療が必要になったという報告はなかった．また，介入前後の腎機能を評価した研究では，ミネラルとたんぱく質を強化したサプリメントの補給は腎機能に悪影響を及ぼさなかった．

　個別の研究の知見では，サルコペニア高齢者に対し，通常の食事に加えホエイたんぱく質（21 g），ロイシン（3 g），ビタミンD（10 µg），カルシウム（500 mg）を強化した医療用栄養ドリンクの安全性の検討では，これらを1日1〜2回，6ヵ月間摂取しても，腎機能を含む安全性の面から許容できると考えられた[2]．フレイル高齢者に対して，カルシウム400 mg，リン400 mg，マグネシウム100 mg，鉄9 mg，亜鉛18 mg，銅3 mgなどのミネラルを含む栄養補助飲料を6ヵ月間補給したところ，認知機能が有意に改善した[3]．ナーシングホーム入所者に対して低乳

表 1 解析対象 7 論文の一覧

著者	国	研究デザイン	セッティング	対象者	サンプル数	介入	期間	アウトカム	知見
Bauer JM, 2020	ベルギー, ドイツ, アイルランド, イタリア, スウェーデン, 英国	RCT	地域在住	・65 歳以上 ・軽度から中等度の身体機能の制限（SPPB score 4 ～ 9) ・低骨格筋量	233	総たんぱく質21g（うちホエイたんぱく質 20g, 総ロイシン 3g), 炭水化物 9g, 脂質 3g, ビタミン D₃ 800IU, カルシウム 500mg, およびビタミン, ミネラル, 繊維の混合物, 食物繊維)	13 週	・腎機能 ・血液データ（カルシジオール, PTH, カルシウム)	1. いずれの群においても eGFR の変化は認められなかった. 2. 血清カルシジオールとカルシウムはプラトーに達した. 3. PTH は試験群で有意に変化した. 4. カルシウム中毒症状は認められなかった. 5. 腎機能悪化なし
Wouters-Wesseling W, Wagenaar LW, 2005	オランダ	RCT	高齢者施設または居住サポート付き住居居住者	・65 歳以上のフレイル ・BMI < 25	101	1 日 2 回 125mL の ONS（ビタミンとミネラルの米国 1 日推奨摂取量の30 ～ 150% を含み, 抗酸化物質が強化され, 1 日摂取量で 250kcal のエネルギーを含む)	6 ヵ月	・認知機能 ・血液データ（ビタミン B₁₂, ホモシステイン)	1. WLT, CF において, プラセボ群と比較して有意差が認められた. 2. WLT 遅延, RMTW, CF 動物では有意差なし. 3. 血漿中ビタミン B₁₂ 濃度はプラセボ群と比較してサプリメント群で上昇し, ホモシステイン濃度はプラセボ群と比較してサプリメント群で低下した.
Kwok T, 2001	香港	RCT	ナーシングホーム	ナーシングホーム居住者	47	1 日 2 回スプーン 4 杯（25g) の ONS（低乳糖アンレーン・ハイカルシウム, 無脂肪粉乳	7 週	栄養摂取量 握力 認知機能 BI 体重	4. 介入群ではカルシウム, ビタミン D/A, リボフラビン, カリウムの摂取量が増加した. 5. サプリメント摂取群で体重増加傾向. 握力, 認知機能, ADL に変化なし.
Wouters-Wesseling W, Vos AP, 2005	オランダ	RCT	高齢者施設またはサービス付き住居	65 歳以上のフレイル（BMI < 25)	33	1 日 2 回 ONS（たんぱく質 8.8g, Ca 400mg, P 400mg, Mg 100mg, Fe 9mg, Zn 18mg, Cu 3mg, Mn 4mg, F 0.8mg, Mo 40mg, Se 85mg, Cr 35mg)	6 ヵ月	・mitogen Concanavalin A (ConA)：T 細胞増殖 ・IL-2 生成	1. ConA による生体外刺激に対する T 細胞の増殖反応の変化に有意差あり. 2. プラセボ群では ConA に対する T 細胞の増殖反応が低下した. 3. IL-2 産生量の変化は群間で有意差なし.
Hill TR, 2019	ベルギー, ドイツ, アイルランド, イタリア, スウェーデン, 英国	RCT	地域居住	・65 歳以上 ・軽度から中等度の身体機能制限 ・低骨格筋量 BMI 20 ～ 30 MMSE > 25	380	ホエイたんぱく質 20g, 総ロイシン 3g, 炭水化物 9g, 脂質 3g, ビタミン D 800IU, カルシウム 500mg, ビタミン, ミネラル, 繊維の混合物	13 週	BMD 25 (OH) D PTH 血清中のカルシウム, アルブミン, IGF-1	1. 血清 25 (OH) D 濃度は介入群で上昇した. 2. 血清 PTH は介入群で有意に低下した. 3. 血清 IGF-1 は介入群で増加した. 4. 全身 BMD は介入群で有意に増加した.

表1 つづき

著者	国	研究デザイン	セッティング	対象者	サンプル数	介入	期間	アウトカム	知見
Wouters-Wesseling W, 2003	オランダ	RCT	高齢者施設またはサービス付き住居	65歳以上のフレイル BMI＜25	49	1日2回のONS (125mL). 100mL中にエネルギー (100kcal), たんぱく質 (3.5g), 炭水化物 (11.4g), 脂質 (4.5g), ビタミンC (225mg), ビタミンE (55mg), セレン (85mg) を含む	6ヵ月	血漿中の抗酸化物質濃度の変化 ビタミンE ビタミンC TEAC 尿酸 システイン 総チオール GSH-Px	ビタミンE, ビタミンC, TEAC, システインの変化は群間で有意差あり. 赤血球GSH-Pxの変化には有意な傾向あり. 尿酸および総チオールには差なし.
Rodondi A, 2009	スイス	RCT	三次高齢者病院入院1週間以内の高齢者	MNAスコア 17～24	14	30mg/日の亜鉛が添加されたプロテインサプリメント	4週	血清IGF-I 骨形成マーカー (オステオカルシン) ADL	血清IGF-Iおよび骨形成マーカーが増加した. 亜鉛の添加とは無関係にADLスコアがわずかに改善した.

ADL：Activities of Daily Living, BI：Barthel Index, BMI：Body Mass Index, CF：Category Fluency, eGFR：Estimated Glomerular Filtration Rate, GSH-Px：Glutathione peroxidase, IGF-I：Insulin-like Growth Factor I, IL-2：Interleukin-2, MMSE：Mini-Mental State Examination, PTH：Parathyroid Hormone, RCT：Randomized Controlled Trial, RMTW：Recognition Memory Test for Words, SMI：Skeletal Muscle Mass Index, SPPB：Short Physical Performance Battery, TEAC：Trolox Equivalent Antioxidant Capacity, WLT：Word Learning Test

糖牛乳 (ミネラルとたんぱく質を含む栄養補助食品) の補給が握力とADLに及ぼす影響を分析した結果, いずれも有意な改善はみられなかった[4]. フレイル高齢者にたんぱく質, ミネラル, ビタミンを含む栄養補助食品を提供したところ, T細胞の増殖反応が有意に改善し, 体重が有意に増加した[5]. これらはミネラル補給とは関係なく混合飲料による栄養改善の効果を反映していると考えられた[5]. サルコペニア高齢者に, ビタミンD, カルシウム, ロイシン強化ホエイたんぱく質サプリメントを13週間摂取させたところ, ビタミンDの状態が改善し, 副甲状腺ホルモン (parathyroid hormone：PTH) が抑制され, 骨密度 (bone mineral density：BMD) に小さいが有意な増加がみられた[6]. フレイル高齢者に混合ミネラル・ビタミンを含む総合栄養補助食品を提供したところ, 血漿中のビタミンE, ビタミンC, 総抗酸化能力 (Trolox equivalent antioxidant capacity：TEAC, Trolox等量抗酸化能), システインのレベルが有意に上昇した[7]. フレイル高齢者に対して必須アミノ酸やホエイたんぱく質が中心で亜鉛やビタミンDを含む栄養補助食品を提供したところ, 亜鉛の添加とは無関係に高たんぱく質の栄養補助食品によりADLスコアがわずかに改善した[8].

　以上より, 個別の研究をみると限定的ではあるがミネラル介入による認知機能, 免疫能, 骨密度の改善効果を示したものが散見されたものの, 筋力やADLの改善を示した研究はなかった. また, 死亡, 入院のアウトカムをみた研究はなく, これらの転帰不良のアウトカムに関しては判断ができなかった.

　なお, 対象者がサルコペニア患者ではなく, 健常高齢者またはフレイル高齢者における筋肉量, 筋力, 身体能力, サルコペニア有病率に対する食事中のミネラル摂取または血清中のミネラル濃度の役割を検証した観察研究のSRでは, 血清セレンとカルシウム摂取量が筋肉量と有意に関連し, マグネシウム, セレン, 鉄, 亜鉛の摂取量が高齢者の身体能力と有意かつ正の関連を示した[1]. さらに, マグネシウム, セレン, カルシウム, リンの摂取量は, サルコペニアの有病率と関連していた.

　まとめると, 現時点でサルコペニアとフレイルに対するミネラル摂取の有用性を直接的に検

討した報告はなかった．一方で，限定的ではあるものの，ミネラル摂取による認知機能や免疫能，骨密度の改善効果を示唆する研究も散見された．健常高齢者またはフレイル高齢者では，一部のミネラル摂取量と筋肉量や身体機能，サルコペニア有病率との関連を示した報告もある．一方で，ミネラル介入による有害事象を報告した研究はなかった．さらに，サルコペニアならびにフレイルの治療に対するミネラル介入の有用性を否定する報告はない．

以上より，サルコペニアならびにフレイルへのミネラルならびにその他の栄養介入がサルコペニアならびにフレイルを改善するかどうかについては，認知機能や免疫能，骨密度などの一部のアウトカムを改善させる可能性があり，また観察研究からは一部のミネラルと筋肉量や身体能力と関連する可能性があることより，過剰投与に留意して行うことを提案するとした．しかし，ミネラルなどの単独介入研究やフレイルおよびサルコペニアへの直接的介入のデータに乏しくエビデンスの確実性に関しては非常に弱い（D）とした．また，死亡，入院，ADL 低下などの転帰不良を改善するかどうかについては，現時点で明確なエビデンスがなく，推奨なしとした．今後，サルコペニアやフレイル高齢者を対象としたミネラル介入の質の高い RCT の実施が望まれる．

また今回ミネラル以外にポリフェノールならびにカロテノイドなども検索したが関連する論文は見当たらず，今回の SR には対象とならなかった．

文献

1) van Dronkelaar C, Fultinga M, Hummel M, et al. Minerals and Sarcopenia in Older Adults: An Updated Systematic Review. J Am Med Dir Assoc 2023; **24**: 1163-1172

2) Bauer JM, Mikušová L, Verlaan S, et al. Safety and tolerability of 6-month supplementation with a vitamin D, calcium and leucine-enriched whey protein medical nutrition drink in sarcopenic older adults. Aging Clin Exp Res 2020; **32**: 1501-1514

3) Wouters-Wesseling W, Wagenaar LW, Rozendaal M, et al. Effect of an enriched drink on cognitive function in frail elderly persons. J Gerontol A Biol Sci Med Sci 2005; **60**: 265-270

4) Kwok T, Woo J, Kwan M. Does low lactose milk powder improve the nutritional intake and nutritional status of frail older Chinese people living in nursing homes? J Nutr Health Aging 2001; **5**: 17-21

5) Wouters-Wesseling W, Vos AP, Van Hal M, et al. The effect of supplementation with an enriched drink on indices of immune function in frail elderly. J Nutr Health Aging 2005; **9**: 281-286

6) Hill TR, Verlaan S, Biesheuvel E, et al. A Vitamin D, Calcium and Leucine-Enriched Whey Protein Nutritional Supplement Improves Measures of Bone Health in Sarcopenic Non-Malnourished Older Adults: The PROVIDE Study. Calcif Tissue Int 2019; **105**: 383-391

7) Wouters-Wesseling W, Wagenaar LW, de Groot LCPGM, et al. Biochemical antioxidant levels respond to supplementation with an enriched drink in frail elderly people. J Am Coll Nutr 2003; **22**: 232-238

8) Rodondi A, Ammann P, Ghilardi-Beuret S, Rizzoli R. Zinc increases the effects of essential amino acids-whey protein supplements in frail elderly. J Nutr Health Aging 2009; **13**: 491-497

D) プロバイオティクス・プレバイオティクス

CQ8

サルコペニアならびにフレイルへのプロ・プレバイオティクス介入

CQ8a：サルコペニアならびにフレイルを改善するか？

[ステートメント]

● フレイルへのイヌリン＋フラクトオリゴ糖によるプレバイオティクスの栄養介入は，疲労感と筋力を改善する可能性があり，行うことを提案する．

（推奨の強さ：**弱**，エビデンスの確実性：**C**）

● フレイルならびにサルコペニアへ介入報告はないものの，成人に対してプロバイオティクスの長期間の栄養介入は，筋力，筋機能を改善させ，フレイルならびにサルコペニアに対しても効果がある可能性があり，行うことを提案する．

（推奨の強さ：**弱**，エビデンスの確実性：**D**）

CQ8b：サルコペニアならびにフレイルの死亡，入院，ADL 低下などの転帰不良を改善させるか？

[ステートメント]

● フレイルへのイヌリン＋フラクトオリゴ糖によるプレバイオティクスの栄養介入は，ADLへの効果が明らかでなく，推奨なしとする．

（推奨なし）

● フレイルへのプロバイオティクスの栄養介入，およびサルコペニアへのプロ・プレバイオティクスへの栄養介入が死亡，入院，ADL 低下などの転帰不良を改善させるかについてはエビデンスがないため，推奨なしとする．

（推奨なし）

解説

　プロバイオティクスとは，適正な量を摂取したときに宿主に有用な作用を示す生菌である．プレバイオティクスとは，宿主の微生物の増殖を選択的に促進し，宿主の健康を増進する食品である．プロ・プレバイオティクス介入はサルコペニアならびにフレイルを改善する可能性があり，重要な臨床課題である．サルコペニアならびにフレイルへのプロ・プレバイオティクス介入の効果をみるために，ランダム化比較試験（RCT），システマティックレビュー（SR），メタ解析を対象に検索を行った．307 編が含まれて，最終的に 2 編が対象となった（図 1）[1,2].

　CQ8a に関しては，フレイル高齢者へのイヌリン＋フラクトオリゴ糖によるプレバイオティクス介入を行った 1 研究で，異なるアウトカムが 2 編で報告されていた．13 週間のイヌリン＋フラクトオリゴ糖による介入で，疲労感と右握力は統計学的に有意に改善したが，歩行速度，左握力，基本的 ADL 指標である Barthel Index には統計学的に有意な改善を認めなかった．同一の

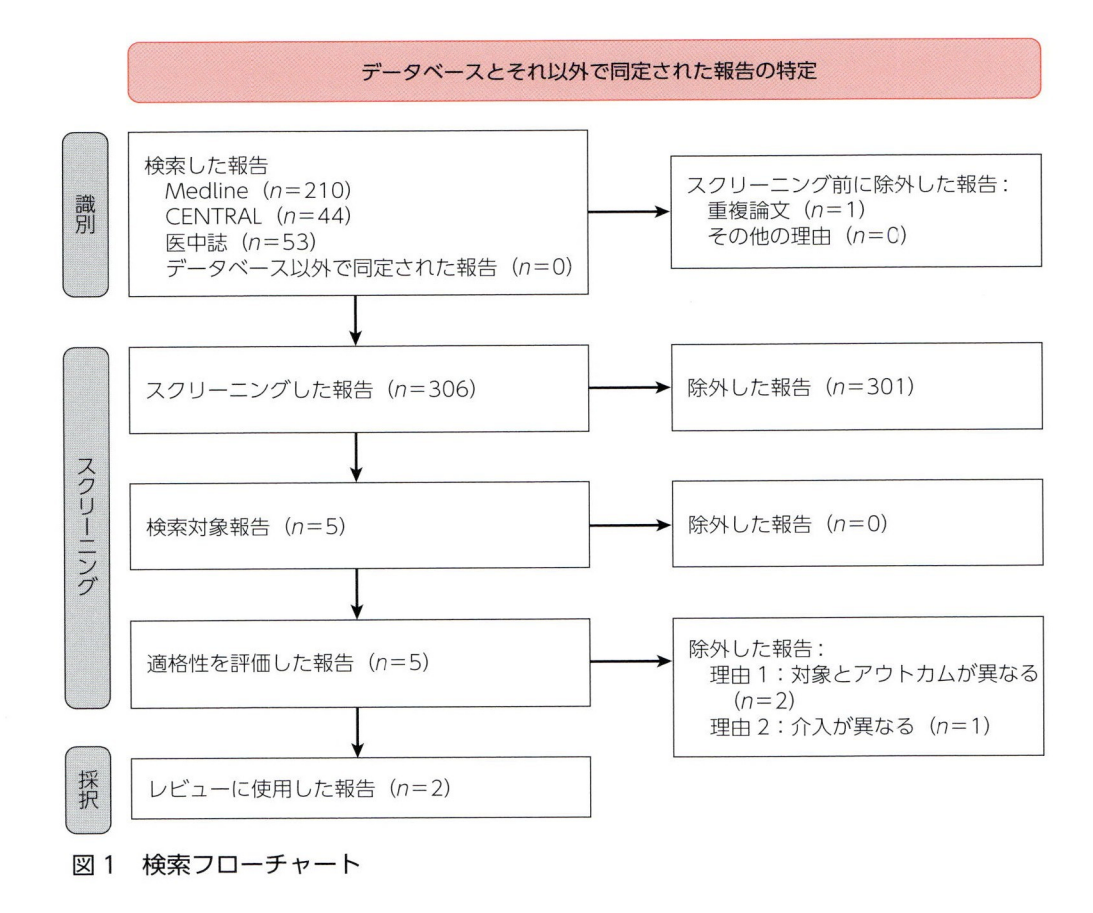

図1　検索フローチャート

研究チームの別の論文では，表現型モデルではなく累積モデルの frailty 指標である Frailty Index を使用して効果検証を実施している[2]．Frailty Index は前後比較では統計学的に有意な改善を示したが，両群比較では統計学的に有意な改善を示さなかった[1]．1 研究しかなかったこともあり，非一貫性，不精確性，非直接性，出版バイアスは認めなかったが，バイアスリスクは高かった．

　以上より，フレイル高齢者へのイヌリン＋フラクトオリゴ糖によるプレバイオティクス介入は，疲労感と筋力を改善することでフレイルやサルコペニアを改善する可能性があり，行うことを提案する．介入研究がなお少なく，エビデンスは限られておりエビデンスの確実性は弱（C）とした．

　なお対象者がサルコペニアやフレイル高齢者ではなく，健常や肥満の成人を主な対象としたプロバイオティクス介入の RCT の 24 研究の SR とメタ解析では，筋肉量（10 研究，SMD ［standardized mean difference］＝0.42，95％CI 0.10〜0.74，I^2＝57％，p＝0.009）と筋力（6 研究，SMD＝0.69，95％CI 0.33〜1.06，I^2＝64％，p＝0.0002）が有意に改善したが，除脂肪量（12 研究，SMD＝－0.03，95％CI －0.19〜0.13，I^2＝0％，p＝0.69）は有意な改善を認めなかった[3]．また，55 歳以上の方を対象としたプロバイオティクス介入の RCT の SR とメタ解析では，骨格筋量は有意な介入効果を認めていないが，筋力（WMD ［weighted mean difference］＝0.72，95％CI 0.1〜1.44，I^2＝73.46％，p＝0.02）と筋機能（WMD＝0.13，95％CI 0.03〜0.23，I^2＝

65.6％，$p = 0.05$）が有意に改善した[4]．特に筋力に関してはサブ解析で 12 週間以上のプロバイオティクスの補充は筋力を有意に増加させたが，12 週間未満のプロバイオティクスの補給は，筋力を増加させる効果はなかった[4]．これらの高齢者以外の成人を含めたメタ解析の結果より，フレイルおよびサルコペニアへの介入研究はないものの，プロバイオティクスの比較的長期の摂取は筋力，筋機能の改善が期待でき，サルコペニア・フレイルの治療に有効である可能性があり，弱い推奨（提案）とした．メタ解析も存在しているが，対象がフレイルおよびサルコペニア対象の研究ではないためにエビデンスの確実性は非常に弱い（D）とした．

副作用，リスクに関して，引用したメタ解析では報告されていなかったが，基礎疾患のある人では，プロバイオティクスの長期摂取で重篤な感染症を起こす可能性があることに留意すべきである．

一方，CQ8b に関してはプレバイオティクスならびにプロバイオティクスに関してはフレイルおよびサルコペニアに限らず死亡，入院のアウトカムをみた研究はなく，ADL に関しては統計学的有意差を認めないため[1]，転帰不良に関しては推奨なしとした．

今後，サルコペニアやフレイル高齢者を対象としたプロバイオティクス介入の RCT の実施が望まれる．

文献

1) Buigues C, Fernández-Garrido J, Pruimboom L, et al. Effect of a Prebiotic Formulation on Frailty Syndrome: A Randomized, Double-Blind Clinical Trial. Int J Mol Sci 2016; **17**: 932
2) Theou O, Jayanama K, Fernández-Garrido J, et al. Can a Prebiotic Formulation Reduce Frailty Levels in Older People? J Frailty Aging 2019; **8**: 48-52
3) Prokopidis K, Giannos P, Kirwan R, et al. Impact of probiotics on muscle mass, muscle strength and lean mass: a systematic review and meta-analysis of randomized controlled trials. J Cachexia Sarcopenia Muscle 2023; **14**: 30-44
4) Shokri-Mashhadi N, Navab F, Ansari S, et al. A meta-analysis of the effect of probiotic administration on age-related sarcopenia. Food Sci Nutr 2023; **11**: 4975-4987

E) 食事パターン・多様性・環境・指導・形態

CQ9

サルコペニアならびにフレイルへの食事パターン，食品多様性の介入

CQ9a：サルコペニアならびにフレイルを改善するか？

[ステートメント]

- サルコペニアならびにフレイルを対象とした，治療目的としての食事パターン，食品多様性に関する単独介入の効果をみた報告はないものの，地中海食をはじめとする多様な食品摂取の遵守はサルコペニアやフレイルの進行予防と改善に有用である可能性があり，行うことを提案する．

(推奨の強さ：**弱**，エビデンスの確実性：**C**)

- フレイルを対象とした，食事パターン，食品多様性を含む複合介入（レジスタンス運動，心理社会的アプローチ）は，フレイルを改善する可能性があり，行うことを提案する．

(推奨の強さ：**弱**，エビデンスの確実性：**B**)

- サルコペニアを対象とした，食事パターン，食品多様性を含む複合介入の効果を検討した報告はないため，推奨なしとする．

(推奨なし)

CQ9b：サルコペニアならびにフレイルの死亡，入院，ADL 低下などの転帰不良を改善させるか？

[ステートメント]

- 地中海食，DASH 食などの健康的な食事パターンや食品多様性の遵守が，サルコペニアならびにフレイルの死亡率と関連することを示す観察研究があるため，行うことを提案する．

(推奨の強さ：**弱**，エビデンスの確実性：**C**)

解説

　近年，地中海食[※脚注 1]に代表される，バランスがよく質の高い食事パターン[※脚注 2]が，生活習慣病や心血管イベントの予防になることが示されているが，サルコペニアやフレイルを有する人に対し，質の高い食事パターンや食品多様性の介入を行うことがそれらを改善するか否かは明らかにされていない．したがって，本 CQ では，サルコペニアやフレイルを有する人に対して，食事パターン・食品多様性を管理することで，サルコペニアやフレイルを改善するか否かを臨床課題としてあげた．

　システマティックレビュー（SR）を進めるうえで，食事パターン・食品多様性を管理した介入研究を見出すことはできなかったため，食事パターン，食品多様性の遵守度に基づく観察研究を含めた．

　本 CQ に対する SR では，キーワードに基づき 545 編が抽出され，20 編を除いた 525 編を 1

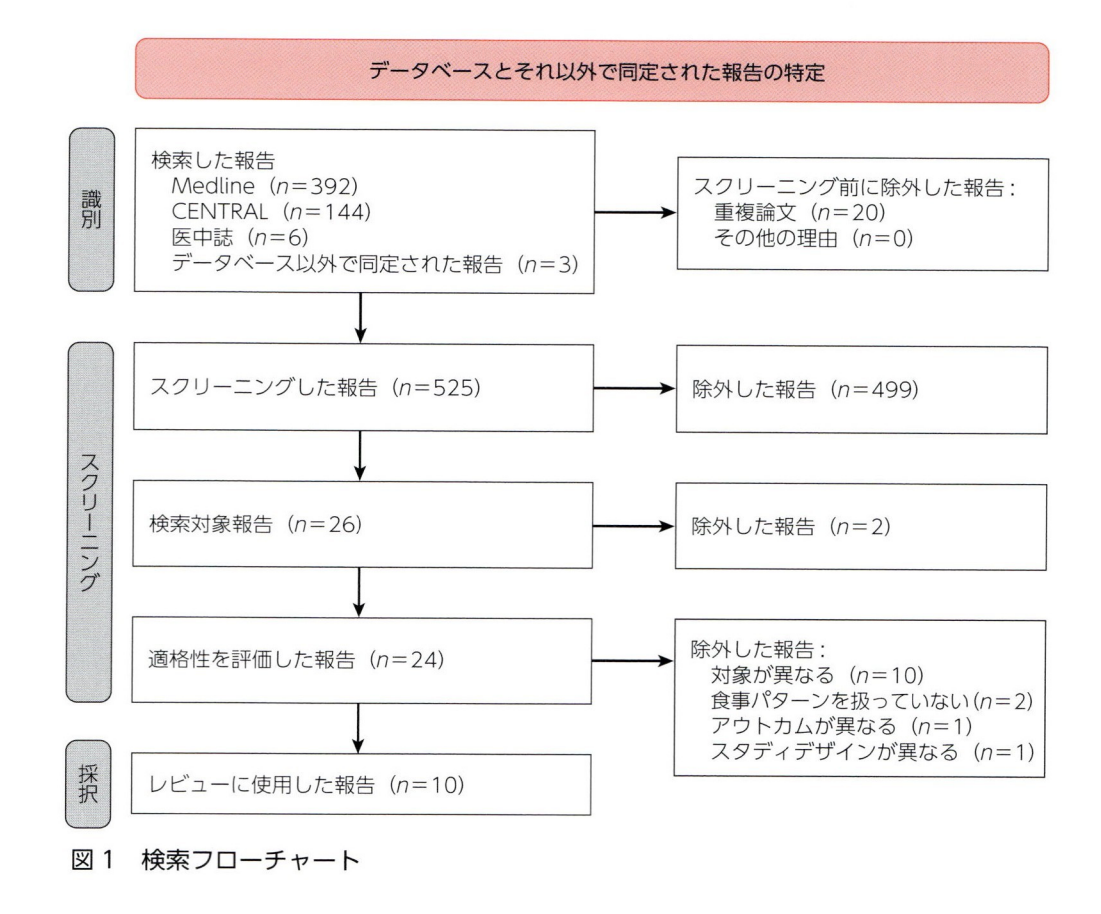

図1 検索フローチャート

次スクリーニングし，そのうち 26 編を二次スクリーニングで評価した．最終的には 10 編を採択し，CQ9a に 7 編，CQ9b に 3 編の論文を引用した（図1）．

CQ9a に関しては，サルコペニアやフレイルを対象とする単独の介入を行った研究は抽出されなかったものの，観察研究に基づく，サルコペニアやフレイルの予防に関する近年の SR が 3 編抽出された．これらの SR によると，地中海食のみならず多様な食品摂取の遵守度の高さとフレイル発症率の低下[1]，あるいは歩行速度低下[2,3]や筋肉量減少の抑制[3]との関連性を示す報告があり，サルコペニアやフレイルの進行予防ならびに改善の面でも有用である可能性があるため，行うことを提案するとした．ただし，前述のごとく治療目的とした介入研究がないためエビデンスの確実性は弱（C）とした．

一方，多因子介入のひとつとして食事パターン・食品多様性の指導を行った 4 編の研究報告を抽出した．これらの報告は，プレフレイルまたはフレイル高齢者に対する栄養指導に加え，多因子運動またはレジスタンス運動，薬物療法の適正化，社会的支援を組み合わせたランダム化比較試験（RCT）で，介入期間は 2 編が 3 ヵ月[4,5]，1 編が 6 ヵ月[6]，1 編が 12 ヵ月[7]であった．

80 歳以上のプレフレイル高齢者を対象とした複合介入研究[6]では，介入群に対し，①5 剤以上の薬を服用する高齢者には STOP-START 基準（高齢者の薬剤処方について，潜在的に不適切な薬剤のスクリーニングや，本来使用すべき薬剤が使用されていないかを調べるための基準）に

基づいた服薬内容を家庭医に是正を求め，②地中海食のアドバイスを行い，③運動の実施を促し，④環境を評価したうえで，リスクが高い場合は社会的サポートの介入を実施した．一方，対照群に対しては，家庭医が従来のプライマリヘルスケアの介入を行った．このような介入を6ヵ月間行い，12ヵ月後にフレイル評価を行ったところ，プレフレイルからフレイルへの移行率は対照群で23.9%であったのに対し，介入群では8.2%と有意に低下していた．さらに，プレフレイル高齢者のうち健常（ロバスト：robust）への移行率は，対照群で1.1%であったのに対し，介入群では14.1%と有意な改善が認められた．また，同じ著者が，6ヵ月間の専門家による指導とその後6ヵ月間の自己研鑽による複合介入を行った報告をしており，12ヵ月後と36ヵ月後にフレイル評価を実施した[7]．その結果，プレフレイルからロバストへの移行率は，対照群で1.5%，介入群で14.7%と，介入による改善が認められた．この研究では，36ヵ月間のヘルスケア資源利用率や費用も評価されているが，対照群と介入群で統計学的な有意差はなかったことが報告されている[7]．

　日本のRCTは1編あり，地域在住のプレフレイルまたはフレイル高齢者（77名，平均年齢74.6歳）に対する3ヵ月間の複合介入が行われた[4]．このなかで，食事の多様性に関する講義，自らの食品多様性について食事バランスガイド（Japanese food guide spinning top）を使用した評価や食事を楽しむグループ活動を，レジスタンストレーニングや心理社会プログラムと組み合わせて行ったところ，3ヵ月後のフレイル有病率が23.5%低下した（$p=0.012$）．

　もう1編は，feasibility study として米国で実施された小規模なRCTで，プレフレイル高齢女性20名（平均年齢75.5歳）を対象とした[5]．12週間の作業療法士による不活発な時間の減少に関する指導と，身体活動の増加や食事パターンの改善に焦点を当てた習慣形成を促す指導が行われ，フレイルリスクの減少や下肢機能の改善が認められた．

　これらの4編の結果は，いずれも食事パターンや食品多様性を運動などと組み合わせた複合介入として実施することでフレイル状態が改善されている．食事パターンや食品多様性そのものの介入効果は明らかではないが，これらの栄養摂取の改善を含む複合介入はフレイルを改善させる可能性があるため，行うことを提案するとした．また，複数のRCTが存在するものの，食事パターンや食品多様性そのものの貢献度はなお不透明な点があるため，エビデンスの確実性は中（B）とした．一方，サルコペニアに対する研究報告はなかったため，サルコペニアを有する人への食事パターンや食品多様性を含む複合介入を行うことは現時点では推奨なしとした．

　CQ9bに関しては，サルコペニアならびにフレイルに対し，食事パターン・食品多様性が死亡，入院，ADL低下に及ぼす影響を検討したRCTはなかったため，3編の観察研究を抽出した．2編は同じ対象者に対する別解析の研究で，フレイル高齢女性を平均12.4年間追跡観察したものであった．このうちの1編は，地中海食への遵守度や個々の要素の摂取状況と死亡率の関連性を解析し，地中海食の遵守度が高いほど有意に死亡率が減少し，全粒穀物，ナッツ，野菜を中央値以上摂取している群では，そうでない群と比較して死亡に対するハザード比（hazard ratio：HR）が低下したことを報告している[8]．また，同じ著者が別解析で，地中海食やDASH食（Dietary Approaches to Stop Hypertension：高血圧を防ぐ食事）の遵守度と死亡率，および食事炎症指数（食事が炎症状態に与える影響を総合的に評価する指標，dietary inflammatory index：DII）と死亡率との関連性を調査している．その結果，地中海食とDASH食については，それぞれのスコアの四分位値で対象者を分類し，遵守度の最も低い第1四分位を基準としたとき，第2四分位のHRは0.98（95%CI 0.89〜1.08）と0.97（95%CI 0.88〜1.07），第3四分位のHRは0.91（95%CI 0.81〜1.03）と0.95（95%CI 0.86〜1.05），第4四分位のHRは0.86（95%CI

0.76〜0.97）と 0.88（95％CI 0.79〜0.98）で，第 4 四分位でのみ有意に死亡率が低下し[9]，いずれも有意な傾向性を示した（$p=0.006$ と $p=0.02$）[9]．一方，DII の四分位値で対象者を分類した際，最も炎症指数の低い第 1 四分位を基準としたとき，第 2 四分位の HR は 1.15（95％CI 1.03〜1.27），第 3 四分位の HR は 1.28（95％CI 1.15〜1.42），第 4 四分位の HR は 1.24（95％CI 1.12〜1.38）と有意に高かったが，有意な傾向性は認めなかった（$p=0.35$）．

もう 1 編はサルコペニア高齢者 1,618 名を対象とした研究で，Healthy Eating Index（アメリカ人のための食事ガイドラインの遵守を評価するための 100 点満点の尺度，HEI）で評価された食事の質（健康的な食事様式）と死亡率を調査した．平均観察期間 9.0 年で，HEI で 3 群に分類し死亡率との関連性を解析した[10]．その結果，最も質の低い群を基準としたとき，中等度群の HR は 0.63（95％CI 0.47〜0.86），質のよい食事摂取群の HR は 0.55（95％CI 0.37〜0.80）で，健康的な食事はサルコペニア高齢者の死亡率低下と関連することが示された（p for trend $=0.003$）．

本 CQ については，サルコペニアやフレイルに対する食事パターンや食品多様性と死亡，入院，ADL 低下との関連性を解析した研究が少なかった．食事パターンや食品多様性の介入研究の RCT は抽出されず，地中海食や DASH 食の遵守度や DII に基づく食事の質と死亡との関連性を解析した観察研究であった．

食事パターンは国や民族の文化で培われる習慣であり，地中海食や DASH 食の適用が日本のサルコペニア，フレイル高齢者の死亡率を低下するというエビデンスは存在しない．このため，食事パターンや食品多様性が死亡率の低下と関連したとする結果の一貫性はみられたが，日本人に有効性があるか否かは明らかではないため，推奨レベルは弱とし，またエビデンスレベルの確実性も弱（C）とした．

※脚注 1）：地中海食とはスペインやイタリア，ギリシャなど，地中海に面した国々の伝統的な食生活や食事法であり，その特徴としては，一般に，①果物や野菜を豊富に使用する，②乳製品や肉よりも魚を多く使う，③オリーブオイル，ナッツ，豆類，全粒粉など未精製の穀物をよく使う，④食事といっしょに適量の赤ワインを飲む，などがあげられる．

※脚注 2）：本項における「食事パターン」とは，食事内容の様式を指し，食事摂取時間の様式を示すものではない．

文献

1) Rashidi Pour Fard N, Amirabdollahian F, Haghighatdoost F. Dietary patterns and frailty: a systemic review and meta-analysis. Nutr Rev 2019; **77**: 498-513
2) Van Elswyk ME, Teo L, Lau CS, et al. Dietary patterns and the risk of sarcopenia: a systematic review and meta-analysis. Curr Dev Nutr 2022; **6**: nzac001
3) Papadopoulou SK, Detopoulou P, Voulgaridou G, et al. Mediterranean diet and sarcopenia features in apparently healthy adults over 65 years: a systematic review. Nutrients 2023; **15**: 1104
4) Seino S, Nishi M, Murayama H, et al. Effects of a multifactorial intervention comprising resistance exercise, nutritional and psychosocial programs on frailty and functional health in community-dwelling older adults: A randomized, controlled, cross-over trial. Geriatr Gerontol Int 2017; **17**: 2034-2045
5) Frits H, Hu Y-L. Habit formation intervention to reduce frailty risk factors: A feasibility study. Am J Occup Ther 2022; **76**: 7603205090
6) Huguet LG, Kostov B, Gonzalez MN, et al. Pre-frail 80: Multifactorial intervention to prevent progression of pre-frailty to frailty to frailty in the elderly. J Nutr Health Aging 2018; **22**: 1266-1274

7） Huguet LG, Gonzalez MN, Kostov B, et al. Long-term effects on preventing frailty and health care costs associated with a multifactorial intervention in the elderly: Three-year follow-up data from the pre-frail 80 study. Gerontology 2022; **68**: 1121-1131

8） Zaslavsky O, Zelber-Sagi S, Shikany JM, et al. Anatomy of the Mediterranean diet and mortality among older women with frailty. J Nutr Gerontol Geriatr 2018; **37**: 269-281

9） Zaslavsky O, Zelber-Sagi S, Hebert JR, et al. Biomarker-calibrated nutrient intake and healthy diet index associations with mortality risks among older and frail women from the Women's Health Initiative. Am J Clin Nutr 2017; **105**: 1399-1407

10） Brown JC, Harhay MO, Harhay MN. Physical activity, diet quality, and mortality among sarcopenic older adults. Aging Clin Exp Res 2017; **29**: 257-263

CQ10

サルコペニアならびにフレイルへの食事環境の介入

CQ10a：サルコペニアならびにフレイルを改善するか？

[ステートメント]

● サルコペニアに関しては食事環境との関係を検討した研究はないが，フレイルに関しては孤食との関連性を示唆する報告がある．食事環境への介入として，孤食を避け，共食を勧めることに害は少ないため，行うことを提案する．

（推奨の強さ：弱，エビデンスの確実性：D）

CQ10b：サルコペニアならびにフレイルの死亡，入院，ADL 低下などの転帰不良を改善させるか？

● 食事環境への介入が，サルコペニアならびにフレイルの死亡率，入院，ADL 低下などの転帰不良を改善させるというエビデンスは見い出せなかったが，孤食が食事摂取量や食品多様性のみならず，フレイルにも影響を与える可能性が示唆されている．食事環境への介入として，孤食を避け，共食を勧めることに害は少ないため，行うことを提案する．

（推奨の強さ：弱，エビデンスの確実性：D）

解説

　高齢者の増加に伴い，独居高齢者や孤食の問題がクローズアップされている．このような環境が，高齢者に孤独感をもたらし，意欲を減退させる危険性がある．食事環境の重要性としては，地中海食式栄養法においても，家族や友人と会話をしながら食事をすることが推奨されている．このような観点から，食事環境がサルコペニアやフレイルに及ぼす影響を，臨床課題として取り上げた．

　システマティックレビュー（SR）では，キーワードに基づいて 308 編が抽出され，283 編を一次スクリーニングした．そのうち 9 編が二次スクリーニング対象となったが，サルコペニアならびにフレイルを有する人を対象とした研究で，食事環境への介入が，サルコペニアならびにフレイル状態に及ぼす影響，および対象者の死亡率などの転帰不良を解析したランダム化比較試験（RCT）は抽出されなかった．なお，データベースとは別に，フレイルと食事環境の関連性について検討した 2 編の横断研究[1,2]とコホート研究 1 編[3]，および食事環境と食品多様性や食品群の摂取量との関連性を解析した横断研究[4,5]を追加した（図 1）．

　CQ10a に関しては食事環境（孤食）とフレイルの関連性を解析した 2 編の横断研究のうち，1 編は日本の地域在住高齢者 1,914 名（平均年齢 72.9 歳）を対象にした研究で，家族と同居し，食生活も家族とともにする共食群を基準としたとき，家族と同居しているが食生活は孤食となる高齢者は，男女ともフレイルと関連することが示された（男性：OR = 2.49，95％CI 1.1～5.5，女性：OR = 2.16，95％CI 1.0～4.5)[1]．一方，独居で孤食の高齢者は，交絡因子未調整の場合，女性においてのみフレイルとの有意な関連性が示されたが，年齢，慢性疾患，認知機能，機能的歯牙の数で調整すると，フレイルとの関連性が消失し，孤食とフレイルとの間に介在する問題が

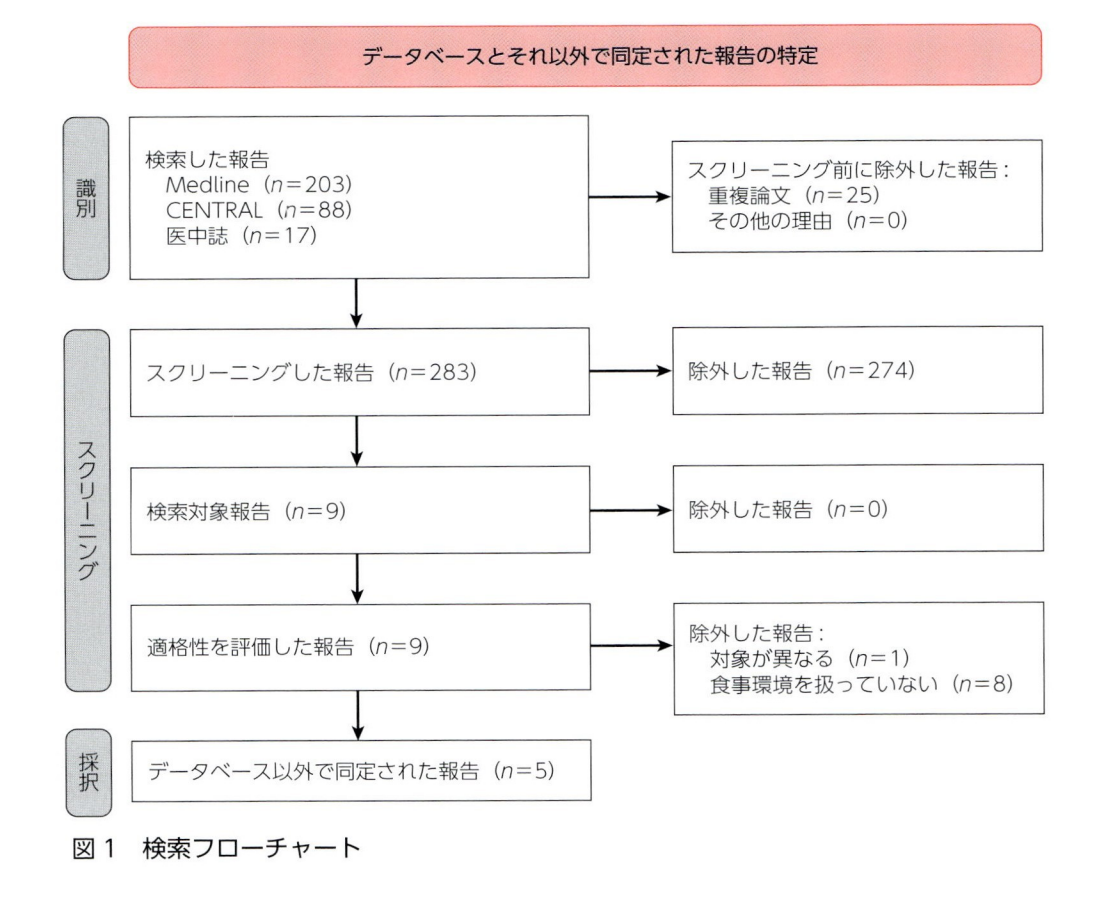

データベースとそれ以外で同定された報告の特定

識別	検索した報告 　Medline（$n=203$） 　CENTRAL（$n=88$） 　医中誌（$n=17$）

→ スクリーニング前に除外した報告：
　重複論文（$n=25$）
　その他の理由（$n=0$）

スクリーニングした報告（$n=283$）　→　除外した報告（$n=274$）

検索対象報告（$n=9$）　→　除外した報告（$n=0$）

適格性を評価した報告（$n=9$）　→　除外した報告：
　対象が異なる（$n=1$）
　食事環境を扱っていない（$n=8$）

採択　データベース以外で同定された報告（$n=5$）

図1　検索フローチャート

存在している可能性が示唆された．もう1編の横断研究は，日本の地域在住高齢者160名（平均年齢82.6歳）を対象とし，歯牙の本数とフレイルの関連性を解析した報告である．この研究では，歯牙の本数が20本以上の場合と20本未満の場合で分類し，フレイルと孤食について解析が行われた．その結果，フレイル診断の構成要素である「自己の活力低下」は，歯牙の本数が20本未満の群で孤食と関連したが，フレイルと孤食は有意な関連性を示さなかった[2]．このように，孤食とフレイルの関連性について検討した2編の横断研究は，結果が一貫しておらず，その関連性を結論づけるまでにはいたっていない．

　韓国の地域在住高齢者を対象としたコホート研究で，2年間の食事環境の変化とフレイル状態の変化との関連を解析した観察研究があった[3]．登録時と2年後ともに共食環境であった高齢者を対照群としたとき，登録時には共食環境にあったが，2年後には孤食になっていた群ではフレイル状態が有意に増悪した（$OR=1.61$，$95\%CI\ 1.03\sim2.50$）．しかしながら，この関連性は抑うつ状態を調整すると有意性が消失しており，孤食とフレイルの間には抑うつ気分が関与していると考えられた．逆に，孤食環境から共食環境になった高齢者群でのフレイル状態変化に有意差は認められず，共食の継続群，孤食の継続群もフレイル状態の変化は認められなかった．

　これまでのところ，孤食とサルコペニアとの関連性を検討した報告はなく，また孤食とフレイルとの関係性は示唆されるものの十分なエビデンスとはいえない．しかし，できるだけ孤食

を避け，共食を勧めることに害は少なく，弱いながら推奨 (提案) するとし，エビデンスの確実性は非常に弱い (D) とした.

　CQ10b に関しては，食事環境への介入が，死亡，入院，ADL 低下を改善するか否かを解析した報告は抽出されなかったが，孤食とフレイルの関連を示唆する研究結果が存在する[1,3] こと，さらには孤食と食品多様性や食事摂取頻度の低下が関連するという報告もあり[4,5]，孤食を回避するような食事環境がフレイルに対して予防的に作用する可能性が考えられる．これらは，本 CQ に直接答えるものではなくエビデンスの確実性は非常に弱い (D) が，CQ10a と同様に，できるだけ孤食を避け，共食を進めることで害を及ぼすことは考えにくいため，弱いながら推奨 (提案) するとした.

文献

1) Suthutvoravut U, Tanaka T, Takahashi K, et al. Living with family yet eating alone is associated with frailty in community-dwelling older adults: The Kashiwa Study. J Frailty Aging 2019; **8**: 198-204

2) Miyano T, Kaneko R, Kimura T, et al. Dietary problems are associated with frailty statu in older people with fewer teeth in Japan. Int J Environ Res Public Health 2022; **19**: 16260

3) Park J, Shin HE, Kim M, et al. Longitudinal association between eating alone and deterioration in frailty status: The Korean Frailty and Aging Cohort Study. Exp Gerontol 2023; **172**: 112078

4) Chae W, Ju YJ, Shin J, et al. Association between eating behaviour and diet quality: eating alone vs. eating with others. Nutr J 2018; **17**: 117

5) Ishikawa M, Takemi Y, Yokoyama T, et al. "Eating Together" Is Associated with Food Behaviors and Demographic Factors of Older Japanese People Who Live Alone. J Nutr Health Aging 2017; **21**: 662-672

CQ11

サルコペニアならびにフレイルへの食事（栄養）指導（教育）の介入

CQ11a：サルコペニアならびにフレイルを改善するか？

［ステートメント］

● サルコペニアならびにフレイルに対する食事（栄養）指導（教育）の単独介入効果は明らかでないが，運動との併用介入によりフレイル状態の改善を示唆する報告が複数あることから，運動と食事（栄養）指導（教育）との併用介入を提案する．

（推奨の強さ：**弱**，エビデンスの確実性：**C**）

CQ11b：サルコペニアならびにフレイルの死亡，入院，ADL 低下などの転帰不良を改善させるか？

［ステートメント］

● 食事（栄養）指導（教育）の介入が，サルコペニアならびにフレイルの死亡，入院，ADL 低下を抑制するというエビデンスは今のところ存在せず，推奨なしとするが，害は考えにくいこともあり，総合的な判断により可能な限り栄養介入を行うことが望ましい．

（推奨なし）

解説

　サルコペニアやフレイルに対する栄養（食事）指導（教育）の効果は，日常診療では重要な臨床課題であるが，その有用性の有無については明確にされていない．このため，その有効性をシステマティックレビュー（SR）にて確認することにした．

　SR では，キーワードに基づいて 491 編が抽出され，うち 475 編を一次スクリーニングした．そのなかの 35 編を二次スクリーニング対象とし，6 編を最終的に抽出した（図 1）．

　CQ11a に関してはサルコペニアならびにフレイル高齢者を対象とした研究で，食事（栄養）指導（教育）単独または運動療法と組み合わせた介入により，フレイル状態に及ぼす影響を解析したランダム化比較試験（RCT）が 5 編，サルコペニアへの影響を解析した RCT が 1 編抽出された．この 6 編の研究のうち，食事（栄養）指導（教育）単独介入を含む研究が 2 編あり，1 編は地域在住のプレフレイル高齢者を対象とした研究[1] で，もう 1 編はサルコペニア高齢者を対象とした研究[2] であった．

　前者は，食事指導群（$n=117$，8 週間のプログラム），運動療法群（$n=118$，10 週間の複合運動プログラム），食事と運動の併用群（$n=118$，10 週間の複合運動プログラム），そして対照群（$n=115$）の 4 群に割り付けた研究で，対象は平均年齢 80.3 歳（女性 59%）のプレフレイル高齢者であった[1]．食事指導としては，標準的な栄養知識とそれに基づく調理指導を週 1 回 8 週間実施し，被験者の介入の有無や内容をわからないようにしたうえで Fried らの Cardiovascular Health Study（CHS）基準を評価した．登録時，介入終了時，6 ヵ月後，12 ヵ月後，24 ヵ月後に追跡評価を行い，CHS 基準の平均該当項目数の変化を比較した．その結果，運動療法群で 6 ヵ月後に有意な改善，栄養指導群で 6 ヵ月後に改善傾向を認めたものの，その他の期間では対照群

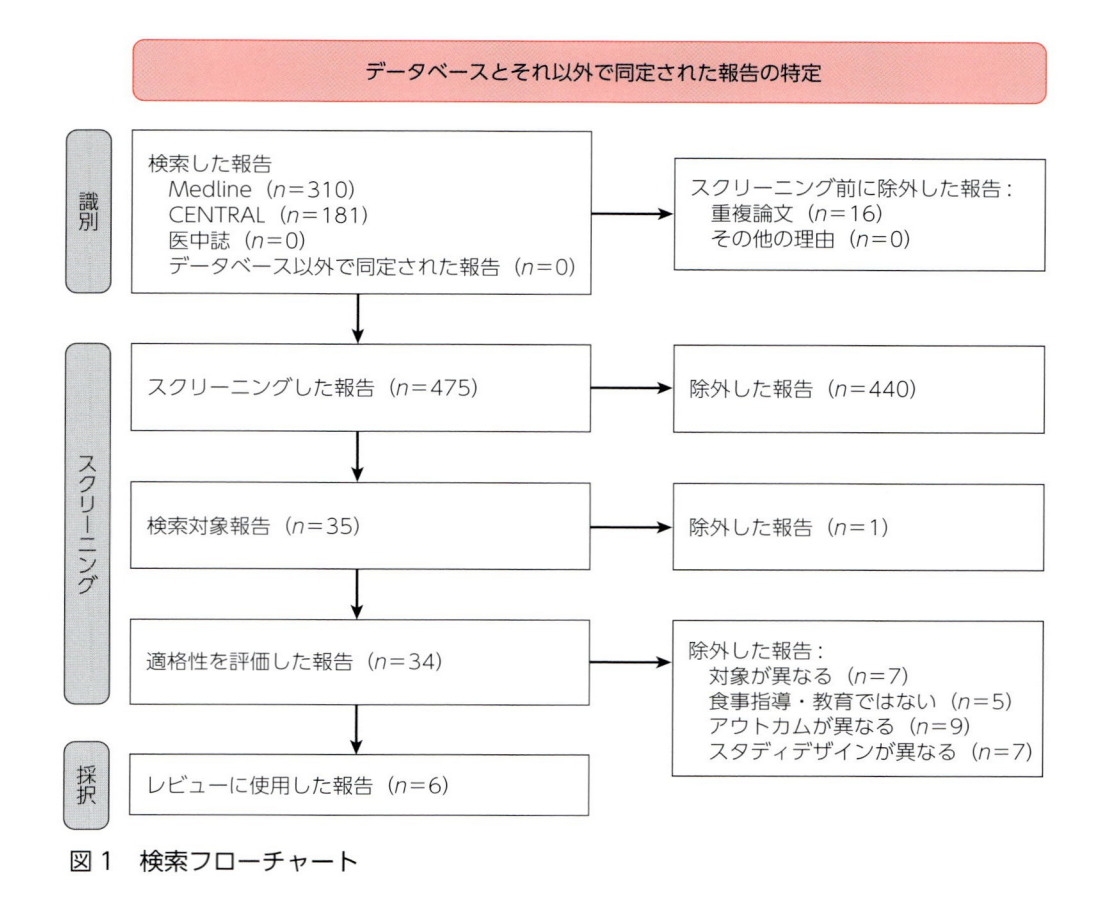

図1　検索フローチャート

との有意差はなかった．また，併用群においては相加的な効果はなく，むしろ全期間を通して対照群との間に有意差はみられなかった．

　後者は，12週間のインターネットによる栄養指導群（$n=50$，アプリを通じて食事管理情報が提供された．このアプリは，各参加者の食事内容を評価し，エネルギーとたんぱく質の摂取量，特に良質なたんぱく質に焦点を当てた調整勧告を行い，推奨レシピを提供した），運動指導群（$n=50$，アプリによる運動管理情報を提供した．アプリは参加者の運動状態を評価し，中強度から高強度の運動を40〜60分，レジスタンストレーニングを30分，週3日以上といった運動量を推奨した），両者併用群（$n=50$），対照群（$n=51$）に割り付け，骨格筋量や筋機能の改善効果を評価した研究である[2]．参加者は平均年齢69.5歳のサルコペニア高齢者で，女性が83.1％を占めた．これらの介入により，筋機能（バランス，歩行速度，椅子立ち座り）や活動性の改善効果は認められなかったが，栄養指導単独または栄養指導と運動療法の併用群では，骨格筋量（インピーダンス法による測定）が増加し，質のよいたんぱく質がより多く摂取された．この研究では，握力評価に関する記載がなく，骨格筋量以外の項目の改善は認められなかったことから，サルコペニアを改善するまでにはいたっていない．

　フレイル状態へ介入したその他の4編の研究[3〜6]は，いずれも運動療法と栄養指導を組み合わせた複合介入群と対照群との2群の比較研究で，対象者はプレフレイルまたはフレイル高齢

者に対する介入であった．介入期間は3ヵ月が2編[3,4]，4ヵ月が1編[5]で，残りの1編は登録時と3ヵ月目に運動および栄養指導が行われた[6]．そのうち3編がフレイル状態の改善を示し[3,4,6]，1編が有意な改善を示さなかった[5]．これらの研究では運動療法や栄養指導のみの単独介入群が組み入れられていないため，食事（栄養）指導（教育）の寄与率は不明であるが，複合介入としての有用性を示唆する報告は存在した．

　以上の結果を踏まえ，食事（栄養）指導（教育）の単独介入ではサルコペニアやフレイルを改善する効果が示されていないものの，サルコペニアを対象としたとき，骨格筋量を増加させるという報告があり，フレイルやサルコペニア治療における複合介入のなかで食事（栄養）指導（教育）の害は考えにくいことから，行うことを提案するとし，エビデンスの確実性は弱（C）とした．

　CQ11b に関しては，サルコペニアならびにフレイル高齢者を対象とした研究で，食事（栄養）指導（教育）単独または運動療法と組み合わせた介入により，死亡をアウトカムにした RCT は抽出されなかった．一方，入院，救急外来受診，転倒をアウトカムに含めた研究が1編あった[6]．この研究では，栄養指導と運動療法の複合介入群と対照群を比較するデザインで，1年間の入院，救急外来受診，転倒をアウトカムとして比較した．対照群では1年間のイベント発生率が，入院，救急外来受診，転倒の順に，11.03％，9.56％，15.07％であったのに対し，介入群は10.61％，10.61％，9.85％で，両者に有意差は認められなかった（それぞれ $p=0.898$，$p=0.741$，$p=0.148$）．

　以上から，サルコペニアならびにフレイル高齢者を対象とした研究で，食事（栄養）指導（教育）単独または運動療法と組み合わせた介入により，死亡，ADL 低下をアウトカムにした研究はなく，入院，緊急外来受診，転倒をアウトカムにした1編の研究では，介入の有無で1年間の健康障害発生率に差はなかった．ただし，より長期的な食事（栄養）指導（教育）の効果は確認されていない．また，CQ11a においては，運動療法との複合介入を行うことでサルコペニア関連指標やフレイル状態の改善を示唆する研究があったことから，さらに長期の追跡が行われた場合，死亡，入院，ADL 低下を予防する可能性は考えられる．しかし，食事（栄養）指導（教育）にかかわる経済的な負担との費用対効果を勘案すると，これまでのエビデンスからだけでは明確な推奨ができないと考える．したがって，本 CQ に対しては，推奨なしとした．

　なお，食事（栄養）指導（教育）は，一部の高齢者では受け入れが悪く，その必要性を感じていないという報告もある．必要性を十分に説明することもまた，介入結果に影響する可能性が考えられる．栄養指導対象者の多様なニーズを把握することが，指導や教育の介入に大きく影響することは否めない．このような観点も含めた介入研究が求められる．

文献

1）Teh R, Barnett D, Edlin R, et al. Effectiveness of a complex intervention of group-based nutrition and physical activity to prevent frailty in prefrail older adults (SUPER): a randomized controlled trial. Lancet Healthy Longev 2022; **3**: e519-e530

2）Wang Z, Xu X, Gao S, et al. Effects of internet-based nutrition and exercise intervention on the prevention and treatment of sarcopenia in the elderly. Nutrients 2022; **14**: 2458

3）Chan DC, Tsou HH, Yang RS, et al. A pilot randomized controlled trial to improve geriatric frailty. BMC Geriatr 2012; **25**: 12: 58

4）Seino S, Nishi M, Murayama H, et al. Effects of a multifactorial intervention comprising resistance exercise, nutritional and psychosocial programs on frailty and functional health in community-dwelling older adults: A randomized, controlled, cross-over trial. Geriatr Gerontol Int 2017; **17**: 2034-2045

5）Tay L, Tay EL, Mah SM, et al. Intrinsic capacity rather than intervention exposure influences reversal to robustness among prefrail community-dwelling older adults: A non-randomized controlled study of a multidomain exercise and nutrition intervention. Front Med 2022; **9**: 971497

6）Li CM, Chang CI, Yu WR, et al. Enhancing elderly health examination effectiveness by adding physical function evaluations and interventions. Arch Gerontol Geriatr 2017; **70**: 38-43

CQ12

サルコペニアならびにフレイルへの食形態（オーラルフレイル改善による）介入

CQ12a：サルコペニアならびにフレイルを改善するか？

［ステートメント］

● 食形態（例：噛み応えのある食材を活用や，噛み応えが増すように調理方法を工夫した食事）の単独介入は，サルコペニアおよびフレイルへの改善効果を示したエビデンスはないため，推奨なしとする．

（推奨なし）

● 食形態に運動や口腔体操を組み合わせた複合介入は，口腔機能の改善と同時に，身体機能，サルコペニアおよびフレイルを改善する可能性があり，行うことを提案する．

（推奨の強さ：弱，エビデンスの確実性：B）

CQ12b：サルコペニアならびにフレイルの死亡，入院，ADL 低下などの転帰不良を改善させるか？

［ステートメント］

● 食形態の介入が，死亡，入院，ADL 低下などの転帰不良を改善するエビデンスは乏しいが，嚥下障害を持つ対象者に対して，食感を改善した形態の食事を提供することにより，栄養状態や筋力を改善する効果が期待されることから，行うことを提案する．

（推奨の強さ：弱，エビデンスの確実性：D）

解説

　食形態は，特に高齢者や嚥下障害を持つ患者にとって摂食にかかわる重要な要素でもあり，かつ臨床上重要な課題である．高齢者における栄養管理を考えると，普段の食事を楽しみながら，かつ安定して摂取するためには，単に栄養素摂取の課題だけではなく，食感も含めて食形態にも配慮し，口腔機能を維持向上することも重要である．なかでも，ここで示す「食形態」には，2種類の考え方が存在する．ひとつは摂食嚥下障害のない対象者などに対する食形態の工夫は，たとえば噛み応えのある食材を活用することや，噛み応えが増すように調理方法を工夫する食事を心がけることである．2つ目は，摂食嚥下機能障害の徴候が出てきている対象者に対する食形態の介入は，現状の口腔機能に合った食形態を提供することである．しかし，特に長期療養状態（例：高齢者入所施設や在宅療養など）での栄養管理において，個々に適した食形態の提供に関しては，なお大きな課題が残っている．

　今回，「食形態介入」によるサルコペニアおよびフレイルへの効果，および死亡や入院，ADL 低下などの転帰不良への改善について，PubMed，Cochrane Library，医中誌データベースを用いて文献検索を行った．選択された 610 編の文献のうち，重複文献を除外し，一次スクリーニングを行った結果，上述したように，明らかな嚥下機能障害のない高齢者に向けた食形態介入のサルコペニアおよびフレイルへの改善効果を検討した 2 編の文献（同一介入研究）が二次スク

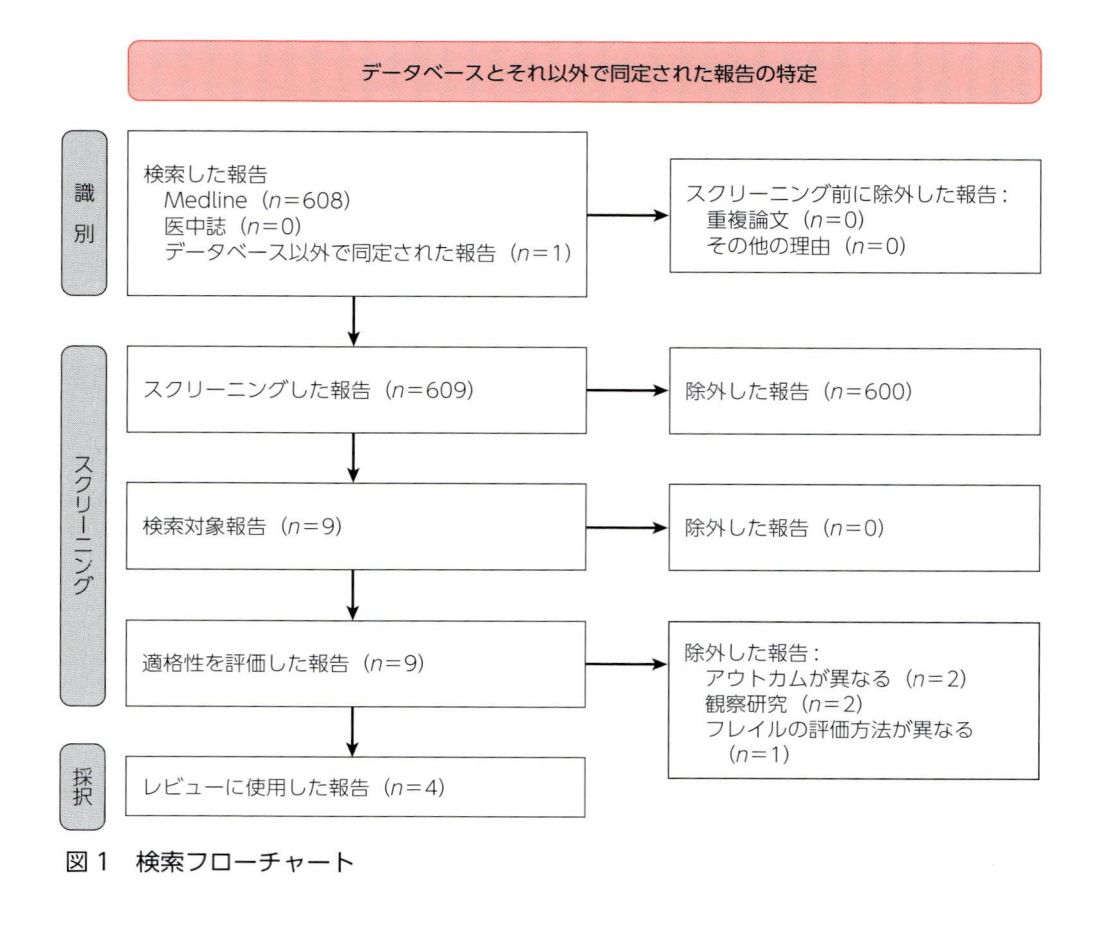

図1　検索フローチャート

リーニングで抽出された．ちなみに，食形態介入の入院，ADL低下などの転帰不良への効果を検討した報告はなかった．また，嚥下障害を有する高齢者を対象としての食形態介入として，2編の文献が抽出された（図1）．以下に具体的な解説を述べる．

　まず，明らかな摂食嚥下障害のない対象者に対する食形態だけの単独介入（噛み応えがある食品を活用するなど）を検索したが，それを示した研究報告はなかった．しかし，地域在住の自立高齢者を対象として，同様の食形態介入（噛み応えがある食品を活用したお弁当を提供する形式）に加え，口腔体操や身体運動をいっしょに組み合わせた複合型介入では，サルコペニアおよびフレイルを改善する可能性を示した報告が2編存在した（以下，2編とも同一研究からの報告）[1,2]．1編目の報告では，65歳以上の地域在住高齢者86名を対象とした，12週間のクラスター・ランダム化比較試験（RCT）である[1]．対照群（43名）には運動介入（20分間の集団運動プログラム，週2回）のみで，一方，介入群（43名）には対照群と同様の集団運動プログラムに加え，口腔体操（舌筋力トレーニング，舌の回転運動，嚥下運動の3種類，週3回の自主トレーニング）の継続実施を行ったあとに，適切な栄養素を含む噛み応えのある食事（具体的には，噛み応えのあるお弁当を介入群の参加者でいっしょに共食）が提供された．その結果，噛み応えのある食事と口腔体操，運動の3つを組み合わせた複合型介入では対照群と比較してbody mass index（BMI），口腔機能（巧緻性と舌圧，咀嚼機能），筋力（握力），身体機能（歩行速度，Timed Up and Go

（TUG）test）の有意な改善が認められた．また，2編目の報告では，上記と同じ対象者（86名の地域在住高齢者）に対して，研究開始時の口腔機能検査によって，口腔機能正常（normal oral function：NOF）群と口腔機能低下（oral hypofunction：OHF）群の2つのグループに層別して解析が行われた[2]．12週間にわたる同様の複合プログラムによる前後比較を行ったところ，NOF群ではBMIと体脂肪率が改善しただけであったが，OHF群においては口腔機能（咬合力，舌圧，舌口唇機能），BMI，体脂肪率，骨格筋量指数，握力，食欲など，多くの指標が改善した．以上のように，高齢者では口腔機能低下と全体的な身体機能低下を持ち合わせている方も多く存在するため，集団での噛み応えのある食事の共食と集団での運動，さらには口腔体操の自主トレーニングを組み合わせた複合介入が，口腔機能と全体的な身体機能の両面を改善する可能性が示唆された．

　次に，摂食嚥下機能障害の対象者に対する食形態介入の報告を以下に説明する．まず，食形態だけの単独介入によるサルコペニアおよびフレイルの改善を示した報告を検索したが，それを示した研究報告はなかった．しかし，嚥下障害を有する高齢者を対象として，食形態介入が体重減少や握力を改善した報告は2編存在する．そのうち1編の研究は，RCTで65歳以上の嚥下障害患者（40名）を対象に，介入群（20名）と対照群（20名）に分けて実施された．まず，介入群には調理師と管理栄養士が調整した食感を改良した食事（texture-modified foods）およびとろみ飲料（ネクターやプリンのように粘性のある飲料）が提供された．一方，対照群には旧来型の食形態の調整（ピューレ状の食事ととろみ飲料）が提供された．12週間の介入を行った結果，介入群ではエネルギー摂取量（$p = 0.001$），たんぱく質摂取量（$p = 0.03$），BMI（$p < 0.001$），握力（$p = 0.001$）が有意に改善したが，対照群では有意な変化はみられなかった[3]．さらに，この12週間の介入後の2群間比較では，対照群と比べて介入群のBMIは有意に増加した（$p = 0.01$）．もう1編の研究は，介入単独群だけでの研究である．併存疾患は少ないが嚥下障害のある介護施設患者401人（平均年齢：79.7歳，女性：83.3%）を対象に，食感を個別に調整した食事（personalized texture-modified foods）を，朝食と1日1回の間食として提供した．6ヵ月間の介入を行った結果，介入前に比較し，血清アルブミン（$p < 0.001$）および総タンパク質値（$p < 0.001$）が有意に改善し，BMI（$p < 0.001$）が有意に増加した[4]．

　これらの研究は開始時や介入後にサルコペニアやフレイルの評価が実施されてはいない．しかし，嚥下障害を有する高齢者では重度のサルコペニア状態に置かれている方も少なくないため，今後，食形態の介入によるサルコペニアおよびフレイルへの改善効果を示す根拠づくりが急務である．

　今回のSRからはサルコペニアおよびフレイルへの食形態だけの単独介入に関しては改善効果を示唆するエビデンスがなく推奨できないが，食形態介入を含む集団での共食，ならびに運動や口腔体操などの複合型介入ではBMI，筋力，身体機能，さらには口腔機能の改善を示すRCTが存在する．しかし，このなかの食形態介入の役割がなお不透明なこともあり，弱い推奨（提案）とする．なお，エビデンスの確実性に関しては中（B）とした．また，食形態介入による転帰不良の改善効果の報告は乏しいものの害は想定しにくく，さらに入院，ADL低下，死亡などのリスク軽減が期待できるため，弱い推奨として提案する．ただし，明確なエビデンスが乏しいため，その確実性は非常に弱い（D）とした．

　以上の結果を踏まえ，食形態の介入といっても，明らかな嚥下機能障害のない高齢者に向けた早期の予防（特にオーラルフレイル予防）の段階における食形態の調整と，実際に嚥下障害を持っている患者に向けた食形態の介入では大きくアプローチが異なる．しかし，両方の段階に

おける食形態の調整方法は，それぞれに重要であり，確実に地域での現場で実践されるべき内容である．食形態（噛み応えのあるお弁当の共食スタイル）と運動，口腔体操などを組み合わせた複合型介入（いわゆる包括的なプログラム）において，このアプローチ方法のノウハウを学んだうえで，各地域コミュニティでも実践することが推奨される．また，食形態の単独介入だけでは，十分な学術的根拠が存在せず，包括的なアプローチのなかで食形態は今まで以上に工夫されるべきである．

　嚥下障害を持ち合わせる高齢者に対して，介護食の指標として参考になるのが「スマイルケア食（食べる悩みに応じたフローチャート）」「ユニバーサルデザインフード（「咀嚼しやすさ」や「飲み込みやすさ」に配慮している食品）」なども存在する．一般的に，介護食といっても様々な種類と段階があるが，特に高齢者施設から在宅療養への復帰後に，実際に本人の口腔機能レベルと嚥下調整食としての食形態レベルが合わなくなり，低栄養状態が加速してしまうケースも少なくない．今後，食形態の内容だけではなく，その提供体制の安定性も含め，多面的な視点での配慮が求められる．

文献

1) Kito N, Matsuo K, Ogawa K, et al. Positive Effects of "Textured Lunches" Gatherings and Oral Exercises Combined with Physical Exercises on Oral and Physical Function in Older Individuals: A Cluster Randomized Controlled Trial. J Nutr Health Aging 2019; **23**: 669-676

2) Matsuo K, Kito N, Ogawa K, et al. Improvement of oral hypofunction by a comprehensive oral and physical exercise programme including textured lunch gatherings. J Oral Rehabil 2021; **48**: 411-421

3) Reyes-Torres CA, Castillo-Martínez L, Reyes-Guerrero R, et al. Design and implementation of modified-texture diet in older adults with oropharyngeal dysphagia: a randomized controlled trial. Eur J Clin Nutr 2019; **73**: 989-996

4) Zanini M, Bagnasco A, Catania G, et al. A Dedicated Nutritional Care Program (NUTRICARE) to reduce malnutrition in institutionalised dysphagic older people: A quasi-experimental study. J Clin Nurs 2017; **26**: 4446-4455

2. 臓器不全や疾病に伴うサルコペニアならびにフレイルの予防・治療に関する食事・栄養の有用性

F) 慢性腎臓病（CKD）（保存期・透析）

CQ13

慢性腎臓病（CKD）に伴うサルコペニアならびにフレイルの予防・治療に対する食事・栄養の有用性

CQ13a：予防に食事・栄養は有用か？

［ステートメント］

● 保存期 CKD では，十分なエネルギーを摂取したうえで，CKD 進展抑制のためにはたんぱく質制限が推奨されるが，サルコペニア予防には十分なたんぱく質摂取が推奨される．横断研究では低たんぱく質摂取とフレイルの関連が報告されており，サルコペニアならびにフレイル発症リスクの高い保存期 CKD 症例ではたんぱく質制限の緩和も検討し，総合的に判断することを提案する．

（推奨の強さ：**弱**，エビデンスの確実性：**D**）

● 透析期 CKD ではフレイル，サルコペニアの有病率が高く，十分なエネルギー摂取と現在のたんぱく質推奨量（0.9〜1.2 g/kg 体重/日）の摂取，維持を提案する．

（推奨の強さ：**弱**，エビデンスの確実性：**D**）

CQ13b：治療に食事・栄養療法は有用か？

［ステートメント］

● サルコペニアあるいはフレイルを合併した保存期 CKD では，たんぱく質制限を優先するか緩和するかを総合的に判断するが，たんぱく質制限を優先する場合，十分なエネルギー摂取の確保を提案する．

（推奨の強さ：**弱**，エビデンスの確実性：**D**）

● 透析期 CKD では，たんぱく質（アミノ酸），エネルギー産生栄養素の摂取はサルコペニアおよびフレイルを改善する可能性があり，たんぱく質を含むエネルギー産生栄養素を総合的に摂取することを提案する．

（推奨の強さ：**弱**，エビデンスの確実性：**C**）

CQ13c：食事・栄養療法は死亡，入院，ADL 低下などの転帰不良を改善させるか？

［ステートメント］

● 透析期 CKD では観察研究の結果から，低たんぱく質摂取群では死亡リスクが高いため，たんぱく質推奨量（0.9〜1.2 g/kg 体重/日）の摂取，維持を提案する．

（推奨の強さ：**弱**，エビデンスの確実性：**C**）

※kg 体重の体重とは body mass index ＝22（kg/m^2）より算出した標準（適正）体重を指す

解説

　加齢に伴う一次性サルコペニアに加え，慢性腎臓病（chronic kidney disease：CKD）は二次性サルコペニアに関連する疾患であり[1]，CKD 特有のサルコペニア・フレイル対策が求められる．また，保存期と透析期（腎代替療法）の CKD では，食事・栄養療法が大きく異なるため，保存期と透析期 CKD に分けて検討した．

　システマティックレビュー（SR）の過程では，サルコペニア，フレイルではなく，protein energy wasting（PEW）を合併した CKD 患者，特に血液透析患者を対象にした報告が抽出された（図1）．高齢化に伴い注目されるサルコペニアやフレイルに対し，腎機能低下により顕著となる体タンパク質（筋肉），脂肪量の減少を主徴とする PEW は腎臓病特有の代謝・栄養障害を指す概念である[2]．サルコペニア，フレイル，PEW の診断基準には共通する項目があり病態的にも重複すると考えられるが，それぞれの関連は明確ではない[3]．

　CQ13a に関しては，SR では CKD 患者を対象に，食事・栄養によるサルコペニア（およびフレイル）発症の予防を検討した報告はなかった．

［保存期 CKD とたんぱく質摂取量］

　サルコペニア予防には，十分なエネルギー摂取とともにたんぱく質摂取が有効であり「サルコペニア診療ガイドライン」では 1.0 g/kg 体重/日以上のたんぱく質摂取が推奨されている[1]．一方，保存期 CKD では，CKD 進展抑制を目的としてたんぱく質摂取量を制限することが推奨されている「CKD 診療ガイドライン 2023」[4]．目安としては CKD ステージ G3a で 0.8〜1.0 g/kg 体重/日，G3b 以降 0.6〜0.8 g/kg 体重/日が提示されている[5]．したがって，保存期 CKD 患者のサルコペニア予防という観点からは，十分なエネルギー摂取が必要であることは共通であるが，たんぱく質摂取に関しては大きな矛盾が生じる．

　97 名の保存期 CKD（G3〜5）患者を対象に，蓄尿検査により算出したたんぱく質摂取量と改訂 J-CHS 基準で評価したフレイルの関連を検討した横断研究では，フレイル/プレフレイル群のたんぱく質摂取量はロバスト（健常）群に比較し有意に低値であることが報告された[6]．以上より，介入試験の結果はなく強くは推奨できないが，横断的検討ではたんぱく質の低摂取とフレイルの有意な関連が示されており，エビデンスの確実性は非常に弱い（D）が，サルコペニア・フレイルの発症リスクの高い保存期 CKD 症例ではたんぱく質制限緩和も検討し，総合的に判断することを提案する．

　今後，サルコペニアあるいはフレイルの発症リスクのある高齢の保存期 CKD 患者を対象に，食事・栄養の介入が予防に有用であるか，特にたんぱく質摂取の緩和による腎機能に対する影響を含めた検証が必要である．

［透析期 CKD とたんぱく質摂取量］

　透析患者を対象にしたメタ解析では，フレイルの有病率は 46%（95%CI 34.2〜58.3）[7]，サルコペニアの有病率は 28.5%（95%CI 22.9〜34.1）[8]と高率であった．透析期 CKD では十分なたんぱく質の摂取（0.9〜1.2 g/kg 体重/日）が推奨されており[9]，「サルコペニア・フレイルを合併した透析期 CKD の食事療法」ではエネルギー量が十分であれば，このたんぱく質推奨量で骨格筋量は減少しないとされている[10]．ただし，透析患者では尿毒素蓄積，慢性炎症，代謝性アシドーシスなどによる異化亢進，食欲低下が生じやすく，エネルギー摂取不足に陥りやすい[2]．また，日本の透析患者のたんぱく質摂取量は推奨量を大きく下回っていることも報告されており，サル

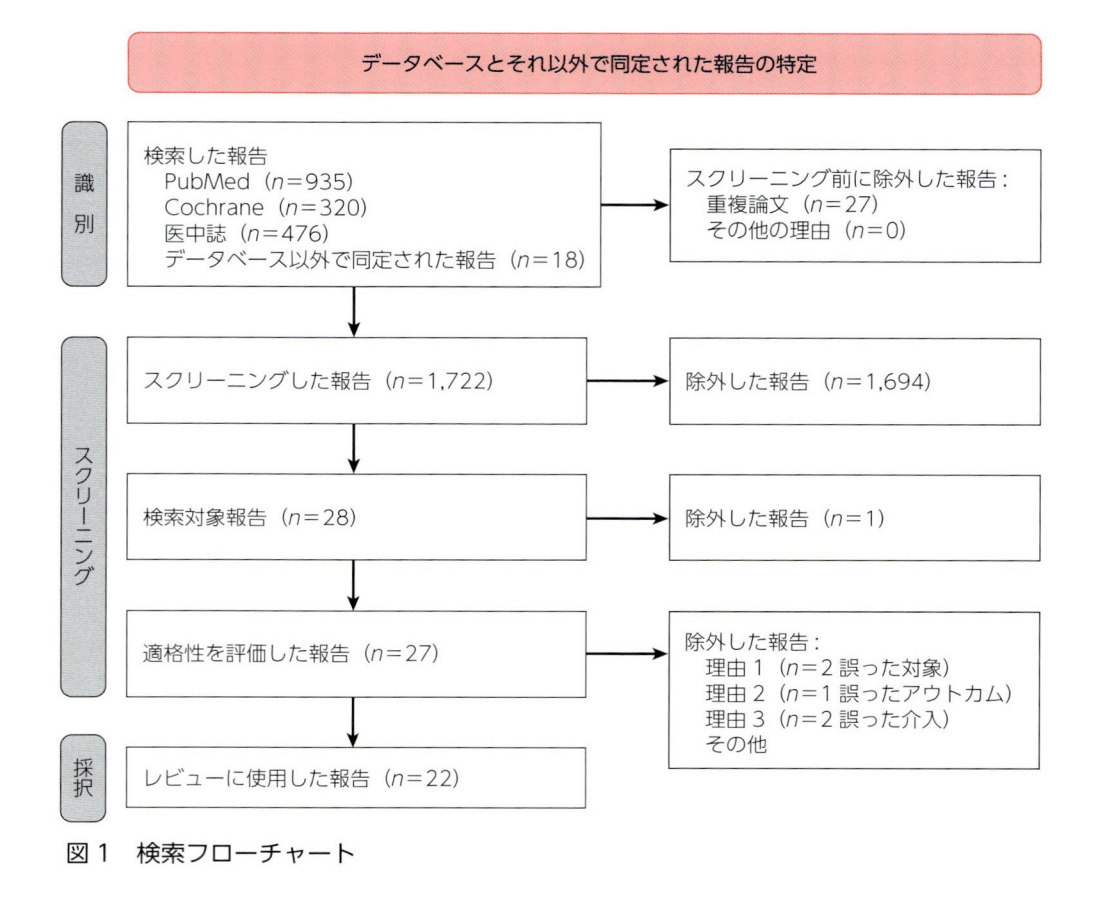

図1 検索フローチャート

コペニア・フレイル対策としては，十分なエネルギー摂取を確保したうえで，たんぱく質摂取を推奨量まで底上げすることの重要性が指摘されている[10]．予防を目的にした栄養介入による報告はないため，エビデンスの確実性は非常に弱い（D）が，透析期 CKD ではサルコペニア・フレイルの有病率が高く，たんぱく質摂取量も低いため，まずは，推奨されているたんぱく質の摂取，維持を提案する．

　また，透析期 CKD におけるサルコペニア，フレイルの予防には，前述の保存期 CKD の段階からの栄養介入が有効である可能性があるが報告はない．保存期から透析期の移行期のたんぱく質摂取を含めた食事・栄養療法の検討も大きな課題のひとつである．

　CQ13b に関しては，今回の SR では CKD 患者を対象に，サルコペニアあるいはフレイルと診断された対象への食事・栄養の有用性を検討した文献はなかった．食事・栄養の治療としての有用性とは，サルコペニア，フレイル（あるいは診断基準の項目）に対する改善作用を意味する．一方，食事療法は CKD の治療として確立している．若干の混乱が生じるが，CKD の食事療法はアウトカム（転帰）をもとに設定されている．ここでは，サルコペニア，フレイルを合併した場合の，CKD の食事療法（治療）の考え方について解説したあと，食事・栄養のサルコペニア，フレイル（あるいは診断基準の項目）に対する影響，留意点について述べる．サルコペニア，フレイルを合併した CKD の食事・栄養の転帰に対する効果については CQ13c で述べる．

［保存期 CKD とたんぱく質摂取量］

保存期 CKD では CKD 進展抑制，透析を含む腎代替療法の導入を防ぐため，たんぱく質摂取量の制限が推奨されている [4]．一方，保存期 CKD における重要なアウトカムとしては，末期腎不全・透析導入とともに死亡があげられる．特にサルコペニアやフレイルが問題となる高齢 CKD 患者では，たんぱく質摂取量が低いと死亡リスクが高く [11,12]，高齢 CKD 患者では末期腎不全リスクよりも死亡リスクが高い [13]．したがって，多くの高齢 CKD 患者が該当する CKD G3 では，たんぱく質制限の緩和を考慮する症例が混在すると考えられる．「サルコペニア・フレイルを合併した保存期 CKD の食事療法の提言」では，「たんぱく質制限の優先および緩和は，GFR と尿たんぱく量だけではなく，腎機能低下速度や末期腎不全の絶対リスク，死亡リスクやサルコペニアの程度などから総合的に判断する」と記載されている [14]．たんぱく質制限を緩和する場合，CKD G3 では 1.3 g/kg 体重/日，CKD G4〜G5 では 0.8 g/kg 体重/日が上限の目安とされている．ただし，上限を超えることを避けるものではないことが記載されており，総合的な評価，柔軟な対応の重要性も強調されている．

［たんぱく質摂取制限と低エネルギー摂取の問題］

たんぱく質制限を行う場合，十分なエネルギー量の確保が重要である [9]．腎機能正常者を対象に食塩摂取と CKD 発症を検討した研究では，食塩摂取量が少ないほど，総エネルギー摂取量とたんぱく質摂取量も少ないことが観察されており [15]，たんぱく質摂取制限を実施した場合，全体的な低栄養につながる危険性がある．「慢性腎臓病に対する食事療法基準（成人）」では，たんぱく質制限（0.6〜0.8 g/kg 体重/日）を行う場合，異化を防ぐためエネルギー摂取量としては 30〜35 kcal/kg 体重/日，また，合併する肥満や糖尿病も考慮すると 25〜35 kcal/kg 体重/日の数値があげられているが，体重などの変化をみながら適宜変更することの重要性が記載されている [9]．MDRD study B は，CKD ステージ G4〜G5 を対象に，通常のたんぱく質制限食（LPD）群（0.58 g/kg 体重/日）とケト酸・アミノ酸を補充した超たんぱく質制限食（VLPD）群（0.28 g/kg 体重/日）を比較検討した RCT（中央値 2.2 年）であるが，試験終了 7 年後の解析では，末期腎不全への移行には差がなかったが，VLPD 群で有意に総死亡リスクが高かった [16]．エネルギー摂取量は両群ともに約 22 kcal/kg 体重/日と低値であったため，たんぱく質制限を長期的に安全に実施するには，十分なエネルギー摂取の確保が重要であることを示唆している．

CKD G4〜G5 を対象に，高エネルギー・低たんぱくフォーミュラ食の有効性と安全性を検討した RCT では，4 週間の介入では通常食に比較し body mass index（BMI），握力，骨格筋量などに差はなかったが，総エネルギー摂取に対するたんぱく質の比率は低下し脂質の比率は増加した [17]．アドヒアランスは良好（4 週間目で 94.9 ％が継続）で，かつ有害事象は観察されなかった．

サルコペニアあるいはフレイルを合併した保存期 CKD を対象に食事・栄養の有用性を検討した介入試験はなく，エビデンスの確実性は非常に弱い（D）が，たんぱく質制限を優先する場合，エネルギー摂取不足になる可能性があり，糖尿病や肥満などの合併は考慮する必要があるが，高エネルギー摂取の害は少ないと考えられ，十分なエネルギー摂取の確保を提案する．

［透析期 CKD における食事・栄養療法のサルコペニア・フレイルの各項目に対する影響］

透析期 CKD を対象に，栄養介入を行い，サルコペニア・フレイルの診断基準の各項目に対する影響を検討した報告はある．保存期 CKD の報告がないのは，たんぱく質摂取制限が原則であること，PEW が透析期でより問題になることによるかもしれない．SR では血液透析患者に特有の栄養介入法である透析時静脈栄養（intradialytic parental nutrition：IDPN）による報告が散見された．血液透析患者では透析回路の血流が多いため，静脈側から高カロリー輸液の投与が

可能である.

血液透析患者を対象に，アミノ酸・たんぱく質補充の介入による，サルコペニア診断基準の各項目（骨格筋量，筋力，身体機能）に与える影響を評価したメタ解析（4編のRCT，計243名）では，介入群ではコントロール群と比較し，骨格筋量と筋力に有意な差は認められなかったが，身体機能（shuttle walk，歩行速度，Timed Up and Go（TUG）Test）では有意な改善が認められた[18]．ONS（oral nutritional supplements：経口栄養補助）の栄養状態に対する効果を検討したメタ解析（15編のRCT，計589名の透析患者）では，ONS群ではプラセボ群に比較し，BMIの有意な上昇が認められた[19]．透析患者（22編のRCT，計1,278名）を対象に，たんぱく質ベースのONS群とプラセボ群の栄養状態に対する効果を比較検討したメタ解析では，両群でBMIに差を認めなかったが，上腕筋囲（mid-arm muscle circumference：MAMC）で評価した骨格筋量はONS群で有意な増加が認められた[20]．また，ONSの骨格筋に対する影響を検討したメタ解析（16編，計910名の透析患者）では，ONSによる除脂肪体重（lean body mass：LBM），筋力，身体機能に対する効果は認められず，必須アミノ酸，ホエイたんぱく質によるLBMへの有効性も明らかではなかった．一方，炭水化物，脂質も含むエネルギー産生栄養素の投与ではLBMの有意な増加が認められており，骨格筋維持には，たんぱく質のみではなく，十分なエネルギー摂取の重要性が示唆されている[21]．

メタ解析以外にSRの過程で透析患者を対象に栄養介入を行った5編のRCT（4編はPEWが対象）が抽出された[22~26]．IDPNによる体重増加[22]，ONSによる超音波検査で評価した大腿四頭筋厚の増加[23]，ONSによるBMI増加[25,26]，MAMC増加[25]など，一部の項目では改善効果も認められているが，いずれも小規模で，半年以内の短期間の介入試験の結果であった．IDPNによる介入試験では有害事象も評価されているが，特記すべきイベントは報告されなかった[22]．

以上，サルコペニア・フレイルを合併した透析期CKDに対する介入試験はないが，たんぱく質，アミノ酸，さらにエネルギー産生栄養素の摂取は，透析期CKD患者におけるサルコペニア・フレイルの診断基準の項目の一部を改善する可能性があるため，エビデンスの確実性は弱（C）だが，たんぱく質を含むエネルギー産生栄養素を総合的に摂取することを提案する．

CQ13cに関しては，SRではサルコペニア・フレイルと診断されたCKD患者を対象に食事・栄養による死亡，入院，ADL低下などの転帰に対する効果を検討した研究報告はなかった．

［保存期および透析期CKDにおけるサルコペニア・フレイルと死亡リスク］

保存期CKDを対象にサルコペニア診断基準の各項目と総死亡を検討したメタ解析では，低筋力はハザード比（HR）＝1.46（95％CI 1.20〜1.70），低骨格筋量はHR＝1.38（95％CI 1.06〜1.80），低身体機能はHR＝2.04（95％CI 1.55〜2.68）といずれも有意な関連が認められた[27]．同研究では透析患者（8編，計2,117名）のメタ解析の結果も示されている．保存期CKDに比較し透析期CKDでは報告数も多く，サルコペニアの各項目ではなく，（診断された）サルコペニアの有無と総死亡の関連が検討された．サルコペニアと診断された群の死亡HRは1.87（95％CI 1.35〜2.59）と有意に高かった[27]．また，血液透析患者（7編の観察研究，計2,604名）を対象にフレイルと生命予後を検討したメタ解析では，フレイル無群に比較しフレイル有群の死亡HRは2.02（95％CI 1.65〜2.48）であった[7]．これらの結果は保存期，透析期を問わずCKDにおけるサルコペニア・フレイルは死亡リスクと関連することを示唆している．

［軽度腎機能低下，サルコペニアと死亡リスク］

eGFRとしてはCKDに該当しないステージG2の軽度腎機能低下者とG1の正常腎機能者を

対象にサルコペニアの有無による総死亡を検討した観察期間 11.8 年のコホート研究の結果が報告されている[28]. この 4 群では，正常腎機能・サルコペニア無群に対して，軽度腎機能低下・サルコペニア無群の死亡 HR は 1.16 (95%CI 1.12～1.19)，正常腎機能・サルコペニア有群では 1.29 (95%CI 1.20～1.37)，軽度腎機能低下・サルコペニア有群では 1.61 (95%CI 1.52～1.71) と HR の上昇が認められた．たんぱく質制限に該当しない CKD G1～G2 であってもサルコペニアの存在は死亡リスクに影響するため，少なくともこれらの対象では，サルコペニア対策を優先し，過剰摂取を避けながら，十分なたんぱく質摂取が推奨される．

［保存期 CKD におけるたんぱく質摂取量と死亡リスク］

CKD 教育入院を受けた 352 名の保存期 CKD（G3～G5）患者を対象にした観察期間中央値 4.2 年の後ろ向きコホート研究では，特に 65 歳を超える高齢 CKD 群において，入院時のたんぱく質摂取量が少ない群（0.6～0.8 g/kg 体重/日）に対し多い群（>0.8 g/kg 体重/日）で有意に死亡 HR が低かった ［HR = 0.14 (95%CI 0.02～0.69)］[11]. フランスの保存期 CKD（G3～G5）を対象にした研究では，たんぱく質摂取量と総死亡には有意な関連は認められなかった[29]. ただし，この研究では年齢による層別解析が行われ，すべての年齢層においてたんぱく質摂取量の中央値は 1.0 g/kg/日以上と高値であった．同時に，60 歳未満群のたんぱく質摂取量の中央値が 1.2 g/kg/日に対して，60～69 歳で 1.1 g/kg 体重/日，70 歳以上で 1.0 g/kg 体重/日と，高齢群になる程たんぱく質摂取量が有意に低下することが観察された．さらに 60 歳以上の 14,399 名の高齢者を対象に，たんぱく質摂取量と総死亡の関連を検討した大規模観察研究では，基準値（0.8 g/kg 体重/日）に対して，たんぱく質摂取量が多いほど，死亡 HR は低かった[12]. この研究では 4,789 名の CKD 群（年齢中央値 78.0 歳，主にステージ G3）における解析も行われたが，同様にたんぱく質摂取量と死亡の有意な逆相関関係が認められた ［0.20 g/kg 体重/日増加に対する HR = 0.92 (95%CI 0.86～0.98)］.

以上，高齢 CKD では加齢ともにたんぱく質摂取量が低下し，たんぱく質摂取量が 0.8 g/kg 体重/日より多いと死亡リスクが低いという観察研究の結果もあるため，保存期 CKD，特に高齢 CKD では，十分なエネルギー摂取を確保し，サルコペニア・フレイルの程度，死亡リスクも考慮し，総合的にたんぱく質制限の優先あるいは緩和を判断することが重要であると考えられる．

［透析期 CKD における IDPN と死亡ならびに入院リスク］

186 名の透析患者を対象に，2 年間の総死亡を主要評価項目とした，IDPN 群（ONS ＋ 1 年間の IDPN）とコントロール群（ONS のみ）を比較した RCT では，両群で総死亡，入院に対する有意差は認められなかった[30].

［透析期 CKD におけるたんぱく質摂取量と死亡リスク］

透析患者では標準化たんぱく異化率（normalized protein catabolism rate：nPCR ［g/kg/日］：体重 1 kg あたり 1 日に産生される尿素窒素の量）によりたんぱく質摂取量が評価されることが多い．観察研究の結果より，nPCR で評価したたんぱく質の摂取不足と過剰摂取はともに総死亡と有意な関連を認めるため，上述のとおりたんぱく質摂取量としては 0.9～1.2 g/kg 体重/日が推奨されている[9]. 最近の中国からの報告では，思い出し法によりたんぱく質摂取量が評価されたが，やはり，たんぱく質の摂取不足，過剰摂取ともに総死亡，心血管死リスクの上昇との有意な関連が報告されている[31].

たんぱく質摂取量と予後を検討した観察研究の結果から，現在推奨されているたんぱく質摂取量 0.9～1.2 g/kg/日を維持することを提案するが[9]，サルコペニア・フレイルと診断された CKD 患者を対象にした研究はなく，根拠とした研究は透析期 CKD を対象としたコホート研究であ

り，エビデンスの確実性は弱（C）とした．

　今後，サルコペニア・フレイルを合併した保存期・透析期 CKD の予後改善を目的とした食事・栄養の介入試験が必須である．

　保存期・透析期 CKD を対象にサルコペニア・フレイルの予防・治療・予後に対する食事・栄養の有用性を検討した研究報告は乏しい．血液透析患者を対象にした研究では，ONS，IDPN により，サルコペニアやフレイルの診断基準の項目の一部が改善する報告もある．食事・栄養療法の介入効果が一致しない理由としては，対象の重症度，介入期間，介入の種類，アウトカムの設定などの相違が影響している可能性がある．少なくとも，PEW，サルコペニア，フレイルに対する食事・栄養療法により，サルコペニアやフレイルの診断項目を悪化させた報告はない．現時点では，保存期 CKD における CKD ステージ進行抑制を目的としたたんぱく質摂取制限を除き，CKD におけるサルコペニア・フレイル対策として十分なエネルギーとたんぱく質摂取を含む食事・栄養療法を否定する報告はない．

文献

1) サルコペニア診療ガイドライン作成委員会．サルコペニア診療ガイドライン，日本サルコペニア・フレイル学会，国立長寿医療研究センター，ライフサイエンス出版，2017

2) Fouque D, Kalantar-Zadeh K, Kopple J, et al. A proposed nomenclature and diagnostic criteria for protein-energy wasting in acute and chronic kidney disease. Kidney Int 2008; **73**: 391-398

3) Kim JC, Kalantar-Zadeh K, Kopple JD. Frailty and protein-energy wasting in elderly patients with end stage kidney disease. J Am Soc Nephrol 2013; **24**: 337-351

4) 日本腎臓学会．エビデンスに基づく CKD 診療ガイドライン，東京医学社，p.xxxii, 259, 2023

5) 日本腎臓学会．慢性腎臓病に対する食事療法基準，東京医学社，p.ix, 37, 2014

6) Shirai N, Yamamoto S, Osawa Y, et al. Protein intake and its relationship with frailty in chronic kidney disease. Clin Exp Nephrol 2024; **28**: 447-453

7) Lee HJ, Son YJ. Prevalence and Associated Factors of Frailty and Mortality in Patients with End-Stage Renal Disease Undergoing Hemodialysis: A Systematic Review and Meta-Analysis. Int J Environ Res Public Health 2021; **18**: 3471

8) Shu X, Lin T, Wang H, et al. Diagnosis, prevalence, and mortality of sarcopenia in dialysis patients: a systematic review and meta-analysis. J Cachexia Sarcopenia Muscle 2022; **13**: 145-158

9) 中尾俊之，菅野義彦，長澤康行ほか．慢性透析患者の食事療法基準．解説．日本透析医学会雑誌 2014; **47**: 287-291

10) 菅野義彦，加藤明彦，神田英一郎ほか；日本透析医学会学術委員会栄養問題検討ワーキンググループ．サルコペニア・フレイルを合併した透析期 CKD の食事療法．解説．日本腎臓学会誌 2019; **61**: 557-559

11) Watanabe D, Machida S, Matsumoto N, et al. Age Modifies the Association of Dietary Protein Intake with All-Cause Mortality in Patients with Chronic Kidney Disease. Nutrients 2018; **10**: 1744

12) Carballo-Casla A, Avesani CM, Beridze G, et al. Protein Intake and Mortality in Older Adults With Chronic Kidney Disease. JAMA Netw Open 2024; **7**: e2426577

13) O'Hare AM, Choi AI, Bertenthal D, et al. Age affects outcomes in chronic kidney disease. J Am Soc Nephrol 2007; **18**: 2758-2765

14) 鈴木芳樹，猪阪善隆，荒木信一ほか．サルコペニア・フレイルを合併した保存期 CKD の食事療法の提言．解説．日本腎臓学会誌 2019; **61**: 525-555

15) Yoon CY, Noh J, Lee J, et al. High and low sodium intakes are associated with incident chronic kidney disease in patients with normal renal function and hypertension. Kidney Int 2018; **93**: 921-

931

16) Menon V, Kopple JD, Wang X, et al. Effect of a very low-protein diet on outcomes: long-term follow-up of the Modification of Diet in Renal Disease (MDRD) Study. Am J Kidney Dis 2009; **53**: 208-217

17) Yang WC, Hsieh HM, Chen JP, et al. Efficacy and Safety of a High-Energy, Low-Protein Formula Replacement Meal for Pre-Dialysis Chronic Kidney Disease Patients: A Randomized Controlled Trial. Nutrients 2023; **15**: 4506

18) Matsuzawa R, Yamamoto S, Suzuki Y, et al. The effects of amino acid/protein supplementation in patients undergoing hemodialysis: A systematic review and meta-analysis of randomized controlled trials. Clin Nutr ESPEN 2021; **44**: 114-121

19) Liu PJ, Ma F, Wang QY, He SL. The effects of oral nutritional supplements in patients with maintenance dialysis therapy: A systematic review and meta-analysis of randomized clinical trials. PLoS One 2018; **13**: e0203706

20) Mah JY, Choy SW, Roberts MA, et al. Oral protein-based supplements versus placebo or no treatment for people with chronic kidney disease requiring dialysis. Cochrane Database Syst Rev 2020; **5**: Cd012616

21) Lu Y, Wang YJ, Lu Q. The effect of oral nutritional supplement on muscle fitness of patients undergoing dialysis: A systematic review and meta-analysis. J Adv Nurs 2021; **77**: 1716-1730

22) Kittiskulnam P, Banjongjit A, Metta K, et al. The beneficial effects of intradialytic parenteral nutrition in hemodialysis patients with protein energy wasting: a prospective randomized controlled trial. Sci Rep 2022; **12**: 4529

23) Sahathevan S, Karupaiah T, Khor BH, et al. Muscle Status Response to Oral Nutritional Supplementation in Hemodialysis Patients With Protein Energy Wasting: A Multi-Center Randomized, Open Label-Controlled Trial. Front Nutr 2021; **8**: 743324

24) Sukkar SG, Gallo F, Borrini C, et al. Effects of a new mixture of essential amino acids (Aminotrofic®) in malnourished haemodialysis patients. Med J Nutrition Metab 2012; **5**: 259-266

25) Wen L, Tang C, Liu Y, et al. Effects of oral non-protein calorie supplements on nutritional status among maintenance hemodialysis patients with protein-energy wasting: a multi-center randomized controlled trial. Food Funct 2022; **13**: 8465-8473

26) Gharib MS, Nazeih MS, El Said TW. Effect of intradialytic oral nutritional supplementation on nutritional markers in malnourished chronic hemodialysis patients: prospective randomized trial. BMC Nephrol 2023; **24**: 125

27) Ribeiro HS, Neri SGR, Oliveira JS, et al. Association between sarcopenia and clinical outcomes in chronic kidney disease patients: A systematic review and meta-analysis. Clin Nutr 2022; **41**: 1131-1140

28) Wu G, Hu Q, Huang Z, et al. Sarcopenia and mild kidney dysfunction and risk of all-cause and cause-specific mortality in older adults. Nephrol Dial Transplant 2024; **39**: 989-999

29) Torreggiani M, Fois A, Moio MR, et al. Spontaneously Low Protein Intake in Elderly CKD Patients: Myth or Reality? Analysis of Baseline Protein Intake in a Large Cohort of Patients with Advanced CKD. Nutrients 2021; **13**: 4371

30) Cano NJ, Fouque D, Roth H, et al. Intradialytic parenteral nutrition does not improve survival in malnourished hemodialysis patients: a 2-year multicenter, prospective, randomized study. J Am Soc Nephrol 2007; **18**: 2583-2591

31) Wang J, Luo P, Yang Y, et al. Dietary protein intake and the risk of all-cause and cardiovascular mortality in maintenance hemodialysis patients: A multicenter, prospective cohort study. Nutrition 2022; **95**: 111564

G) 肝硬変

CQ14

肝硬変に伴うサルコペニアならびにフレイルの予防・治療に対する食事・栄養の有用性

CQ14a：予防に食事・栄養は有用か？

［ステートメント］
- 肝硬変患者への分岐鎖アミノ酸製剤などの介入は，サルコペニアならびにフレイルを予防する可能性があり，行うことを提案する．

（推奨の強さ：**弱**，エビデンスの確実性：**D**）

CQ14b：治療に食事・栄養療法は有用か？

［ステートメント］
- 肝硬変患者に対する就寝前補食や分岐鎖アミノ酸の介入は，合併するサルコペニアならびにフレイルを改善する可能性があり，行うことを推奨する．

（推奨の強さ：**強**，エビデンスの確実性：**A**）

- 肝硬変患者に対するカルニチンの介入は，合併するサルコペニアならびにフレイルを改善する可能性があり，行うことを提案する．

（推奨の強さ：**弱**，エビデンスの確実性：**C**）

- 肝硬変患者に対するビタミンDの介入は，合併するサルコペニアならびにフレイルを改善する可能性があり，ビタミンD不足の場合，行うことを提案する．

（推奨の強さ：**弱**，エビデンスの確実性：**B**）

- 肝硬変患者に対する亜鉛の介入は，合併するサルコペニアならびにフレイルを改善する可能性があり，亜鉛不足の場合，行うことを提案する．

（推奨の強さ：**弱**，エビデンスの確実性：**D**）

- 肝硬変患者に対するHMB（β-ヒドロキシ-β-メチル酪酸）の介入は，合併するサルコペニアならびにフレイルを改善する可能性があり，行うことを推奨する．

（推奨の強さ：**強**，エビデンスの確実性：**B**）

CQ14c：食事・栄養療法は死亡，入院，ADL低下などの転帰不良を改善させるか？

［ステートメント］
- サルコペニアならびにフレイルを合併した肝硬変患者に対する分岐鎖アミノ酸の介入は，予後を改善する可能性があり，行うことを提案する．

（推奨の強さ：**弱**，エビデンスの確実性：**C**）

- サルコペニアならびにフレイルを合併した肝硬変患者に対するカルニチンの介入は，予後を改善する可能性があり，行うことを提案する．

（推奨の強さ：**弱**，エビデンスの確実性：**D**）

●サルコペニアならびにフレイルを合併した肝硬変患者に対する亜鉛の介入は，予後を改善する可能性があり，亜鉛不足の場合，行うことを提案する．

（推奨の強さ：**弱**，エビデンスの確実性：**D**）

●サルコペニアならびにフレイルを合併した肝硬変患者に対する HMB（β-ヒドロキシ-β-メチル酪酸）の介入は，入院期間や感染症，および ADL を改善する可能性があり，行うことを推奨する．

（推奨の強さ：**強**，エビデンスの確実性：**B**）

解説

　肝硬変（liver cirrhosis：LC）は慢性肝疾患の終末像であり，種々の代謝異常を伴う．LC 患者の肝臓はグリコーゲン貯蔵能やタンパク合成能が低下している．このため糖質が枯渇しやすく，代替として筋肉中のアミノ酸を利用したり，脂肪の分解などによりエネルギーを産生する．LC 患者は一晩の絶食が健常人の 3 日間の絶食に匹敵するとされ，肝予備能の低下に伴い脂肪の燃焼比率は増加する[1,2]．LC 患者にサルコペニアを合併しやすいことはよく知られた事実であり，Child-Pugh A で 28.3％，B で 37.9％，C で 48.9％にサルコペニアを合併し，LC 患者の 5 年生存率はサルコペニア合併例では 45.3％，非合併例では 74.2％と報告されていることから[3]，LC 患者においてサルコペニアやフレイル対策は臨床的に重要である．

　骨格筋タンパク合成には原料となるアミノ酸の摂取が必須である．特にロイシンは，LC 患者で低下することが多い分岐鎖アミノ酸（branched-chain amino acid：BCAA）の一種であり，血漿ロイシン濃度は筋タンパク合成速度と強い相関を示す[4]．CQ14a に関しては，日本サルコペニア・フレイル学会の「サルコペニア診療ガイドライン 2017 年版」において，サルコペニアならびにフレイルの予防に対して，運動と同様にたんぱく質（アミノ酸）を十分量摂取することが推奨されている[5]．LC 患者において低アルブミン血症（3.5 g/dL 以下）は予後不良因子である．また，LC 患者ではたんぱく質・エネルギー低栄養（protein-energy malnutrition：PEM）を高率に合併し，サルコペニアならびにフレイル予防の観点からも，たんぱく質を含む必要十分な食事を摂取することが望まれる．BCAA 顆粒製剤は，アミノ酸インバランスを是正し，アルブミン合成促進作用のほかに，糖代謝改善作用，免疫能改善作用，発がん抑制作用などの多彩な薬理作用を有する[6]．

　日本の「肝硬変診療ガイドライン 2020」では，エネルギー摂取量は，日本人の食事摂取基準を目安にして 25〜35 kcal/kg 標準体重/日，耐糖能異常のある場合は 25 kcal/kg 標準体重/日を推奨している[7]．エネルギーの摂取過多は，肥満に伴う肝線維化進行の可能性がある[8]．たんぱく質摂取量は，たんぱく不耐症がない場合は 1.0〜1.5 g/kg/日，たんぱく不耐症の場合は 0.5〜0.7 g/kg/日および BCAA 高含有肝不全経腸栄養剤を推奨している[7]．ただしこれらは LC 患者のサルコペニアやフレイルの予防をアウトカムにした基準値ではない．また，過度のアルコール摂取は，アセトアルデヒドなどの作用による骨格筋タンパクの異化や腸管透過性の亢進を惹起する[9]．禁酒は LC 患者の予後を改善することから長期間の禁酒が望ましい[7]．近年のメタ解析では，アルコール性 LC 患者のサルコペニア合併率（49.6％）はその他の成因による LC 患者のサルコペニア合併率（33.4％）よりも高率であることが報告されている[3]．一方，上記ガイドライン

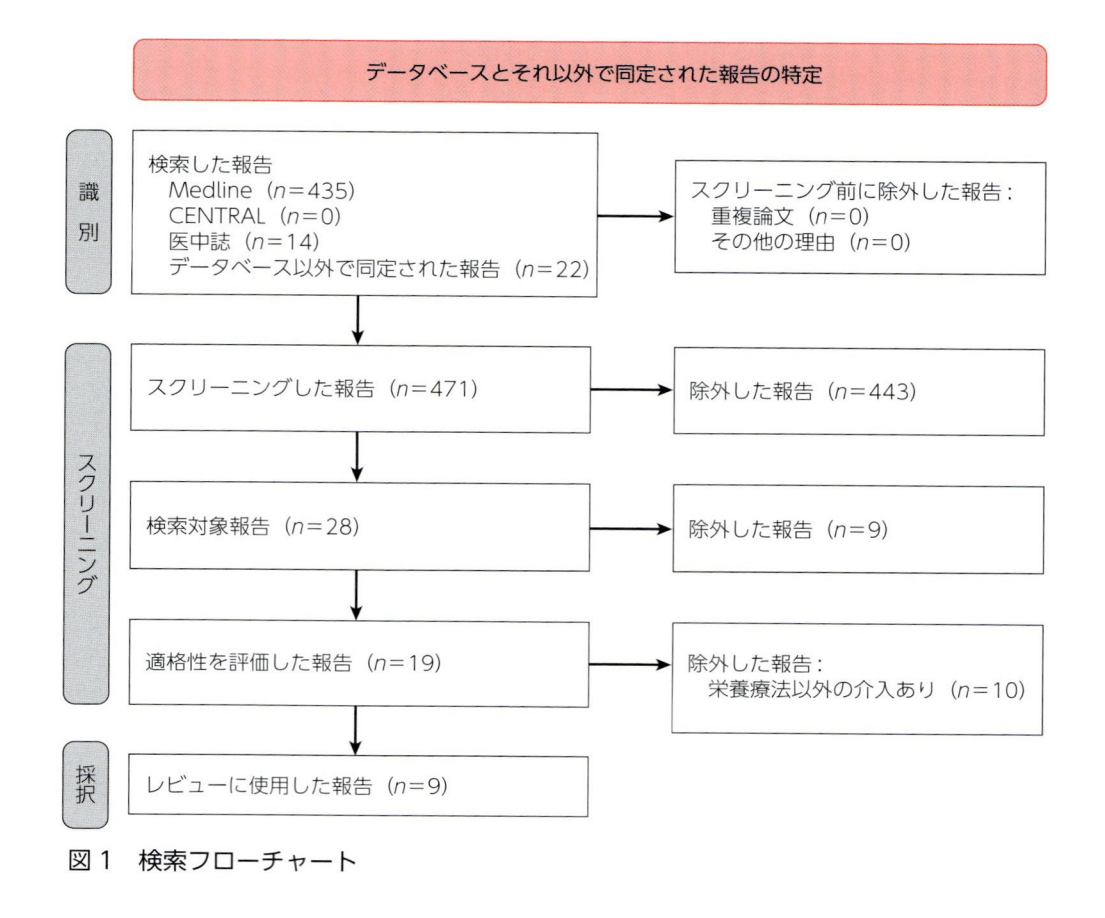

図1　検索フローチャート

における栄養療法のフローチャートでは，血清アルブミン値 3.5 g/dL 以下のたんぱく質低栄養，Child-Pugh B または C，サルコペニアのうち，いずれかを満たす場合に栄養食事療法・指導を行うことを推奨し，病態により BCAA 顆粒製剤と肝不全用経腸栄養剤の使い分けを推奨している．また，いずれも満たさない場合であっても，BMI が 18.5 kg/m² 未満，すなわちサルコペニアのリスクが高い場合には BCAA 含有食品による栄養療法などを推奨している[7]．

　LC 患者における BCAA 製剤などの栄養介入のサルコペニアあるいはフレイル発症予防効果について，ランダム化比較試験（RCT），システマティックレビュー（SR），メタ解析を対象として検索を行ったが，最終的に対象となる論文はなかった．本件に関する長期間の観察研究は乏しいのが現状である．よってエビデンスに乏しいと判断されるものの，「肝硬変診療ガイドライン 2020」で BMI が 18.5 kg/m² 未満でサルコペニアのリスクが高い場合には BCAA 含有食品による栄養療法などを推奨していることから[7]，「行うことを提案する」とし，エビデンスの確実性は非常に弱い（D）とした．今後は前向きの長期観察研究によるエビデンスの創出が求められる．

　CQ14b に関しては，サルコペニアやフレイルを合併した LC 患者における栄養介入は臨床的に重要である．LC 患者における就寝前補食（late evening snack：LES）や BCAA 製剤のサルコペニアあるいはフレイル改善効果について，RCT，SR，メタ解析を対象として検索を行った．7 編がヒットし，最終的に 4 編が対象となった[10~13]．「肝硬変診療ガイドライン 2020」では，「肝

硬変に合併するサルコペニアに有用な治療はあるか？」というクリニカルエスチョン（CQ）に対して「運動療法と栄養療法を提案する（エビデンスレベル C）」としている．また，海外からの SR において，運動療法（有酸素運動またはレジスタンス運動）と栄養療法（主に高たんぱく質食または BCAA）の組み合わせによって LC に合併する筋肉量の減少などの身体組成が改善することが示されている[14]．

　LC 患者への栄養療法として古くから行われているのが LES である．LES は就寝前に 200 kcal 程度の補食（肝不全経腸栄養剤など）をすることにより，就寝中の脂肪分解およびタンパクの異化の亢進に伴う筋タンパクの分解を抑制する効果がある．LC 患者の LES に関するメタ解析では，LES（BCAA に富んだ 200〜210 kcal の補食）はサルコペニアの改善効果が期待されるとしている[10]．また，BCAA 補充に関するメタ解析では，成人肝疾患患者における BCAA 補充は筋力を有意に改善させたと報告している[11]．別のメタ解析では BCAA 補充は骨格筋量を有意に改善させたと報告している[12]．フレイルを合併する LC 患者の BCAA 補充に関する 16 週間の RCT では，BCAA 投与群（［210 kcal，たんぱく質 13.5 g，BCAA 2.03 g］1 日 2 回）において有意に liver frailty index（LFI）を改善したと報告されている[13]．肝疾患におけるフレイルの診断方法は，LFI を用いて評価することが多く，握力，5 回立ち上がりテスト，および 3 つのバランステストで構成される．BCAA 製剤の補充は LC 患者における筋肉の脂肪化を抑制することも報告されている[15]．よって BCAA や LES の介入は「行うことを推奨する」とし，エビデンスの確実性は強（A）とした．

　LC 患者では高率にカルニチン濃度が低下しており，カルニチン補充によりエネルギー代謝に改善する[16]．また，カルニチン製剤は，LC 患者の高アンモニア血症を改善する効果がある[16]．カルニチン製剤の投与が，サルコペニアを伴う LC 患者のサルコペニア改善に有用であるとの報告が最近集積されつつあるが，その多くは後方視的検討である[17〜20]．LC 患者のサルコペニアあるいはフレイル改善効果におけるカルニチンの介入について，RCT，SR，メタ解析を対象として検索を行ったが，最終的に対象となる論文はなかった．よってエビデンス不足と判断されるものの，後方視的検討が複数報告されていること[17〜20]から「行うことを提案する」とし，エビデンスの確実性は弱（C）とした．

　LC 患者では高率に血中ビタミン D 濃度が低下している．筋線維内におけるビタミン D シグナル伝達の低下が筋力低下と直接的に関連することが動物実験で証明されている[21]．サルコペニアを伴う LC 症例 44 例中，血中ビタミン D の低下を伴わない症例はわずかに 2 例のみとの報告もある[22]．LC 患者におけるビタミン D のサルコペニアあるいはフレイル改善効果について，RCT，SR，メタ解析を対象として検索を行い，最終的に 1 編が対象となった[23]．BCAA 顆粒製剤投与中の非代償性 LC 患者における日本からの RCT の報告では，ビタミン D_3 の 2000 単位投与群は，対照群と比較して，12 ヵ月後の骨格筋指数（SMI）および握力の変化量が有意に改善していた[23]．よってビタミン D の介入については「行うことを提案する」とし，RCT 1 編からの提案であることよりエビデンスの確実性は中（B）とした．

　LC 患者は血清亜鉛値の低下例が多いことが知られている[24]．これは腸管における亜鉛の吸収障害と尿中への亜鉛の排泄増加が主因である[24]．アンモニアを代謝する尿素サイクルの律速酵素（ornithine transcarbamylase）は亜鉛酵素のひとつであり，亜鉛欠乏はアンモニア値上昇につながる．アンモニアは筋タンパク質の合成を阻害するため，低亜鉛はサルコペニアを助長する[24]．このため，LC 患者における低亜鉛血症はサルコペニアならびにフレイルの危険因子であり[25,26]，低亜鉛血症を伴う LC 患者への亜鉛補充は重要である．他方 dysbiosis（腸内細菌叢の乱れ，多様

性の低下）はサルコペニアならびにフレイルと関連する[27]．LC 患者では dysbiosis を高頻度に合併しており，亜鉛補充は dysbiosis の改善にも寄与する[28]．さらに近年の RCT において，サルコペニアを伴う LC 患者への BCAA 補充により亜鉛値の改善がみられ，骨格筋量の有意な改善が得られることが報告されている[29]．LC 患者のサルコペニア・フレイル改善効果における亜鉛の介入について，RCT，SR，メタ解析を対象として検索を行った結果，最終的に対象となる論文はないことからエビデンス不足と判断されるものの，LC で認められる高頻度の低亜鉛血症，さらにはサルコペニア・フレイルの危険因子としての低亜鉛血症の位置づけを考慮し，「行うことを提案する」とし，エビデンスの確実性は非常に弱い（D）とした．

β-ヒドロキシ-β-メチル酪酸（HMB）はロイシンの中間代謝物であり，ロイシンより筋タンパク質合成力が強い[30]．LC 患者における HMB のサルコペニアあるいはフレイル改善効果について，RCT，SR，メタ解析を対象として検索を行った．3 編がヒットし，最終的に 2 編が対象となった[30,31]．代償性 LC 患者における HMB（3 g/日）の 12 週間投与の効果に関する RCT では，HMB 投与群は対照群と比較して，椅子立ち上がり試験，6 分間歩行試験，LFI が有意に改善した[30]．肝移植後の男性患者における HMB（3 g/日，12 週間）投与に関する RCT において，HMB 投与群では投与終了時，1 年後ともに握力と筋肉量が増加したのに対し，プラセボ群では握力と筋肉量ともに変化を認めなかった[31]．よって HMB の介入は「行うことを推奨する」とし，エビデンスの確実性は中（B）とした．

肝性脳症の多くは高アンモニア血症を伴い，サルコペニアと密接に関連する[32]．また，LC 患者におけるサルコペニアは肝性脳症発症のリスク因子である[33]．現行の ESPEN（欧州臨床栄養代謝学会）のガイドラインでは，肝性脳症におけるたんぱく質制限は，脳症改善効果に乏しいことやサルコペニア増悪への懸念からできるだけ行わないことが推奨されている[34]．

日本の LC 患者における栄養療法は顕著な進化を遂げる昨今であるが，サルコペニアならびにフレイルとの関連性に関してはエビデンスが十分とはいえず，さらなるエビデンスの創出が求められる．

CQ14c に関しては，Hanai らの BCAA に関する後方視的検討では，サルコペニアを合併した LC 患者において BCAA 顆粒製剤（1 日 3 包［4.15 g/包］）投与群で有意に予後が良好であることを報告している[35]．また，Hanai らは，「肝硬変診療ガイドライン 2020」において推奨されている栄養療法の妥当性を検証し，BCAA 顆粒製剤（1 日 3 包［4.15 g/包］）投与群は傾向スコア（propensity score：PS）マッチさせた対照群よりも生命予後が良好であることを報告している[36]．サルコペニアあるいはフレイル合併 LC 患者における予後改善に対する BCAA 製剤の介入について，RCT，SR，メタ解析を対象として検索を行った結果，対象となる論文はなく，エビデンスに乏しいものの，後方視的検討が報告されていること[36]から「行うことを提案する」とし，エビデンスの確実性は弱い（C）とした．

LC 患者におけるカルニチン製剤の有用性について，Miwa らの PS マッチングを用いた後方視的検討では，カルニチン製剤投与群（レボカルニチンとして 1 日 1.5〜3 g を 1 ヵ月以上）の方が，非投与群よりも有意に予後良好であった．層別解析では，サルコペニアを高頻度に合併する Child-Pugh B および C 群においてカルニチン製剤の効果がより顕著であり，また握力低下群やアンモニア高値例においてカルニチン製剤の効果が強く生じる傾向がみられた[37]．アンモニアは筋肉内で解毒される際に BCAA を消費するだけでなく，骨格筋のタンパク合成抑制作用を有するミオスタチン産生を亢進させることから[38]，高アンモニア血症およびサルコペニアを伴う LC 患者の予後改善にカルニチン製剤は期待が持てる．また，LC 患者に運動療法とカルニチ

ン補充を併用すると筋痙攣に伴う ADL の低下が抑制されることが示されている[39]. 当該患者における予後改善に対するカルニチンの介入について, RCT, SR, メタ解析を対象として検索を行ったが, 対象となる論文はなく, エビデンスに乏しいものの, 後方視的検討が報告されている[37,39]ことから「行うことを提案する」とし, エビデンスの確実性は非常に弱い (D) とした.

サルコペニアならびにフレイルを伴う LC 患者への亜鉛補充の予後改善効果に関するエビデンスは限定的である. 当該患者における予後改善に対する亜鉛の介入について, RCT, SR, メタ解析を対象として検索を行ったが, 対象となる論文がなかったことからエビデンスに乏しいと判断されるものの, 低亜鉛血症は LC 患者の予後不良因子である[40]ことを考慮し,「行うことを提案する」とし, エビデンスの確実性は非常に弱い (D) とした.

サルコペニアあるいはフレイル合併 LC 患者における HMB の予後改善について, RCT, SR, メタ解析を対象として検索を行い, 2 編がヒットし, 最終的に 2 編が対象となった[41,42]. 肝移植後患者における HMB (3 g/日) 投与に関する RCT において, HMB 投与群では非投与群と比較して握力および SMI は有意に改善し, 入院期間・菌血症発生率は HMB 投与群において有意に減少した[41]. 低栄養を伴う非代償性 LC 患者の HMB 投与に関する RCT において, HMB (3 g/日) 投与群において握力の増加と不顕性脳症の頻度の低下が認められた[42]. よって HMB の介入については「行うことを推奨する」とし, エビデンスの確実性は中 (B) とした.

栄養療法の予後に関連したアウトカムを検証する際, 栄養療法以外の様々な因子の介入により評価困難となることがしばしば見受けられる. 今後このような課題を克服すべく, 新たなエビデンスの創出が求められる.

文献

1) Nishikawa H, Yoh K, Enomoto H, et al. Factors Associated With Protein-energy Malnutrition in Chronic Liver Disease: Analysis Using Indirect Calorimetry. Medicine (Baltimore) 2016; **95**: e2442

2) Owen OE, Trapp VE, Reichard GA Jr, et al. Nature and quantity of fuels consumed in patients with alcoholic cirrhosis. J Clin Invest 1983; **72**: 1821-1832

3) Tantai X, Liu Y, Yeo YH, et al. Effect of sarcopenia on survival in patients with cirrhosis: A meta-analysis. J Hepatol 2022; **76**: 588-599

4) Pennings B, Boirie Y, Senden JM, et al. Whey protein stimulates postprandial muscle protein accretion more effectively than do casein and casein hydrolysate in older men. Am J Clin Nutr 2011; **93**: 997-1005

5) サルコペニア診療ガイドライン作成委員会 (編). サルコペニア診療ガイドライン 2017 年版, ライフサイエンス出版, 2017

6) Kawaguchi T, Izumi N, Charlton MR, Sata M. Branched-chain amino acids as pharmacological nutrients in chronic liver disease. Hepatology 2011; 54: 1063-1070

7) 日本消化器病学会・日本肝臓学会 (編). 肝硬変診療ガイドライン 2020, 南江堂, 2020

8) Guha IN, Parkes J, Roderick PR, et al. Non-invasive markers associated with liver fibrosis in non-alcoholic fatty liver disease. Gut 2006; **55**: 1650-1660

9) Skinner J, Shepstone L, Hickson M, et al. Alcohol Consumption and Measures of Sarcopenic Muscle Risk: Cross-Sectional and Prospective Associations Within the UK Biobank Study. Calcif Tissue Int 2023; **113**: 143-156

10) Chen CJ, Wang LC, Kuo HT, et al. Significant effects of late evening snack on liver functions in patients with liver cirrhosis: A meta-analysis of randomized controlled trials. J Gastroenterol Hepatol 2019; **34**: 1143-1152

11) Ooi PH, Gilmour SM, Yap J, et al. Effects of branched chain amino acid supplementation on patient care outcomes in adults and children with liver cirrhosis: A systematic review. Clin Nutr

ESPEN 2018; **28**: 41-51

12) Ismaiel A, Bucsa C, Farcas A, et al. Effects of Branched-Chain Amino Acids on Parameters Evaluating Sarcopenia in Liver Cirrhosis: Systematic Review and Meta-Analysis. Front Nutr 2022; **9**: 749969

13) Siramolpiwat S, Limthanetkul N, Pornthisarn B, et al. Branched-chain amino acids supplementation improves liver frailty index in frail compensated cirrhotic patients: a randomized controlled trial. BMC Gastroenterol 2023; **23**: 154

14) Johnston HE, Takefala TG, Kelly JT, et al. The Effect of Diet and Exercise Interventions on Body Composition in Liver Cirrhosis: A Systematic Review. Nutrients 2022; **14**: 3365

15) Kitajima Y, Takahashi H, Akiyama T, et al. Supplementation with branched-chain amino acids ameliorates hypoalbuminemia, prevents sarcopenia, and reduces fat accumulation in the skeletal muscles of patients with liver cirrhosis. J Gastroenterol 2018; **53**: 427-437

16) Sakai Y, Nishikawa H, Enomoto H, et al. Effect of L-Carnitine in Patients With Liver Cirrhosis on Energy Metabolism Using Indirect Calorimetry: A Pilot Study. J Clin Med Res 2016; **8**: 863-869

17) Ohara M, Ogawa K, Suda G, et al. L-Carnitine Suppresses Loss of Skeletal Muscle Mass in Patients With Liver Cirrhosis. Hepatol Commun 2018; **2**: 906-918

18) Okubo H, Ando H, Nakadera E, et al. Levocarnitine Supplementation Suppresses Lenvatinib-Related Sarcopenia in Hepatocellular Carcinoma Patients: Results of a Propensity Score Analysis. Nutrients 2021; **13**: 4428

19) Ohashi K, Ishikawa T, Hoshii A, et al. Effect of levocarnitine administration in patients with chronic liver disease. Exp Ther Med 2020; **20**: 94

20) Hiramatsu A, Aikata H, Uchikawa S, et al. Levocarnitine Use Is Associated With Improvement in Sarcopenia in Patients With Liver Cirrhosis. Hepatol Commun 2019; **3**: 348-355

21) Mizuno T, Hosoyama T, Tomida M, et al. Influence of vitamin D on sarcopenia pathophysiology: A longitudinal study in humans and basic research in knockout mice. J Cachexia Sarcopenia Muscle 2022; **13**: 2961-2973

22) Okubo T, Atsukawa M, Tsubota A, et al. Relationship between serum vitamin D level and sarcopenia in chronic liver disease. Hepatol Res 2020; **50**: 588-597

23) Okubo T, Atsukawa M, Tsubota A, et al. Effect of Vitamin D Supplementation on Skeletal Muscle Volume and Strength in Patients with Decompensated Liver Cirrhosis Undergoing Branched Chain Amino Acids Supplementation: A Prospective, Randomized, Controlled Pilot Trial. Nutrients 2021; **13**: 1874

24) Nishikawa H, Asai A, Fukunishi S. The Significance of Zinc in Patients with Chronic Liver Disease. Nutrients 2022; **14**: 4855

25) Nishikawa H, Enomoto H, Yoh K, et al. Serum Zinc Concentration and Sarcopenia: A Close Linkage in Chronic Liver Diseases. J Clin Med 2019; **8**: 336

26) Nishikawa H, Yoh K, Enomoto H, et al. Serum Zinc Level Is Associated with Frailty in Chronic Liver Diseases. J Clin Med 2020; **9**: 1570

27) Casati M, Ferri E, Azzolino D, et al. Gut microbiota and physical frailty through the mediation of sarcopenia. Exp Gerontol 2019; **124**: 110639

28) Himoto T, Masaki T. Current Trends of Essential Trace Elements in Patients with Chronic Liver Diseases. Nutrients 2020; **12**: 2084

29) Hernández-Conde M, Llop E, Gómez-Pimpollo L, et al. Adding Branched-Chain Amino Acids to an Enhanced Standard-of-Care Treatment Improves Muscle Mass of Cirrhotic Patients With Sarcopenia: A Placebo-Controlled Trial. Am J Gastroenterol 2021; **116**: 2241-2249

30) Lattanzi B, Bruni A, Di Cola S, et al. The Effects of 12-Week Beta-Hydroxy-Beta-Methylbutyrate Supplementation in Patients with Liver Cirrhosis: Results from a Randomized Controlled Single-Blind Pilot Study. Nutrients 2021; **13**: 2296

31） Lattanzi B, Giusto M, Albanese C, et al. The Effect of 12 Weeks of β-Hydroxy-β-Methyl-Butyrate Supplementation after Liver Transplantation: A Pilot Randomized Controlled Study. Nutrients 2019; **11**: 2259

32） Wijarnpreecha K, Werlang M, Panjawatanan P, et al. Association between sarcopenia and hepatic encephalopathy: A systematic review and meta-analysis. Ann Hepatol 2020; **19**: 245-250

33） Bhanji RA, Moctezuma-Velazquez C, Duarte-Rojo A, et al. Myosteatosis and sarcopenia are associated with hepatic encephalopathy in patients with cirrhosis. Hepatol Int 2018; **12**: 377-386

34） Bischoff SC, Bernal W, Dasarathy S, et al. ESPEN practical guideline: Clinical nutrition in liver disease. Clin Nutr 2020; **39**: 3533-3562

35） Hanai T, Shiraki M, Nishimura K, et al. Sarcopenia impairs prognosis of patients with liver cirrhosis. Nutrition 2015; **31**: 193-199

36） Hanai T, Nishimura K, Miwa T, et al. Usefulness of nutritional therapy recommended in the Japanese Society of Gastroenterology/Japan Society of Hepatology evidence-based clinical practice guidelines for liver cirrhosis 2020. J Gastroenterol 2021; **56**: 928-937

37） Miwa T, Hanai T, Nishimura K, et al. Survival benefit of l-carnitine supplementation in patients with cirrhosis. JPEN J Parenter Enteral Nutr 2022; **46**: 1326-1334

38） Nishikawa H, Enomoto H, Ishii A, et al. Elevated serum myostatin level is associated with worse survival in patients with liver cirrhosis. J Cachexia Sarcopenia Muscle 2017; **8**: 915-925

39） Hiraoka A, Kiguchi D, Ninomiya T, et al. Can L-carnitine supplementation and exercise improve muscle complications in patients with liver cirrhosis who receive branched-chain amino acid supplementation? Eur J Gastroenterol Hepatol 2019; **31**: 878-884

40） Nishikawa H, Enomoto H, Yoh K, et al. Serum Zinc Level Classification System: Usefulness in Patients with Liver Cirrhosis. J Clin Med 2019; **8**: 2057

41） Kamo N, Kaido T, Uozumi R, et al. Effect of administration of β-hydroxy-β-methyl butyrate-enriched formula after liver transplantation: A pilot randomized controlled trial. Nutrition 2020; **79-8**0: 110871

42） Espina S, Sanz-Paris A, Gonzalez-Irazabal Y, et al. Randomized Clinical Trial: Effects of β-Hydroxy-β-Methylbutyrate (HMB)-Enriched vs. HMB-Free Oral Nutritional Supplementation in Malnourished Cirrhotic Patients. Nutrients 2022; **14**: 2344

H）慢性心不全

CQ15

慢性心不全に伴うサルコペニアならびにフレイルの予防・治療に対する食事・栄養の有用性

CQ15a：予防に食事・栄養は有用か？

[ステートメント]
● 慢性心不全に伴うサルコペニアおよびフレイルの予防として，適切な薬物治療，身体活動，運動とともに十分なエネルギー摂取とたんぱく質の摂取が有用である可能性があり，実施することを提案する．

（推奨の強さ：**弱**，エビデンスの確実性：**D**）

CQ15b：治療に食事・栄養療法は有用か？

[ステートメント]
● 慢性心不全に伴うサルコペニアおよびフレイルの治療として，心臓リハビリテーションプログラムと併用して十分なエネルギー摂取とたんぱく質摂取といった食事・栄養療法を実施することを提案する．

（推奨の強さ：**弱**，エビデンスの確実性：**C**）

CQ15c：食事・栄養療法は死亡，入院，ADL 低下などの転帰不良を改善させるか？

[ステートメント]
● 心臓リハビリテーションプログラムと併用して十分なエネルギー摂取とたんぱく質摂取といった食事・栄養療法を実施することは，慢性心不全に伴うサルコペニアおよびフレイルの死亡，入院，ADL 低下などの転帰不良を改善するため，実施することを提案する．

（推奨の強さ：**弱**，エビデンスの確実性：**C**）

解説

　CQ15a に関して，慢性心不全においても，サルコペニアやフレイルの発症・進展には低栄養や栄養学的問題が少なくとも部分的には関与していると推測されている．よって，標準的な心不全治療を実施したうえで，体重の減少，低栄養の改善や低栄養のリスクの軽減を目指して，栄養状態を評価し，栄養指導や栄養管理を行うことは，サルコペニアおよびフレイルの予防においても有用である可能性は高い．しかし，慢性心不全とサルコペニア，フレイルとの関係が報告されているにもかかわらず，今回の SR では慢性心不全に伴うサルコペニアまたはフレイルの予防に関して食事・栄養療法の有用性を直接的に検討した報告は認められなかった（図 1）．

　慢性心不全にフレイルが合併すると予後が悪い．2018 年，J Am Heart Assoc に報告された 9

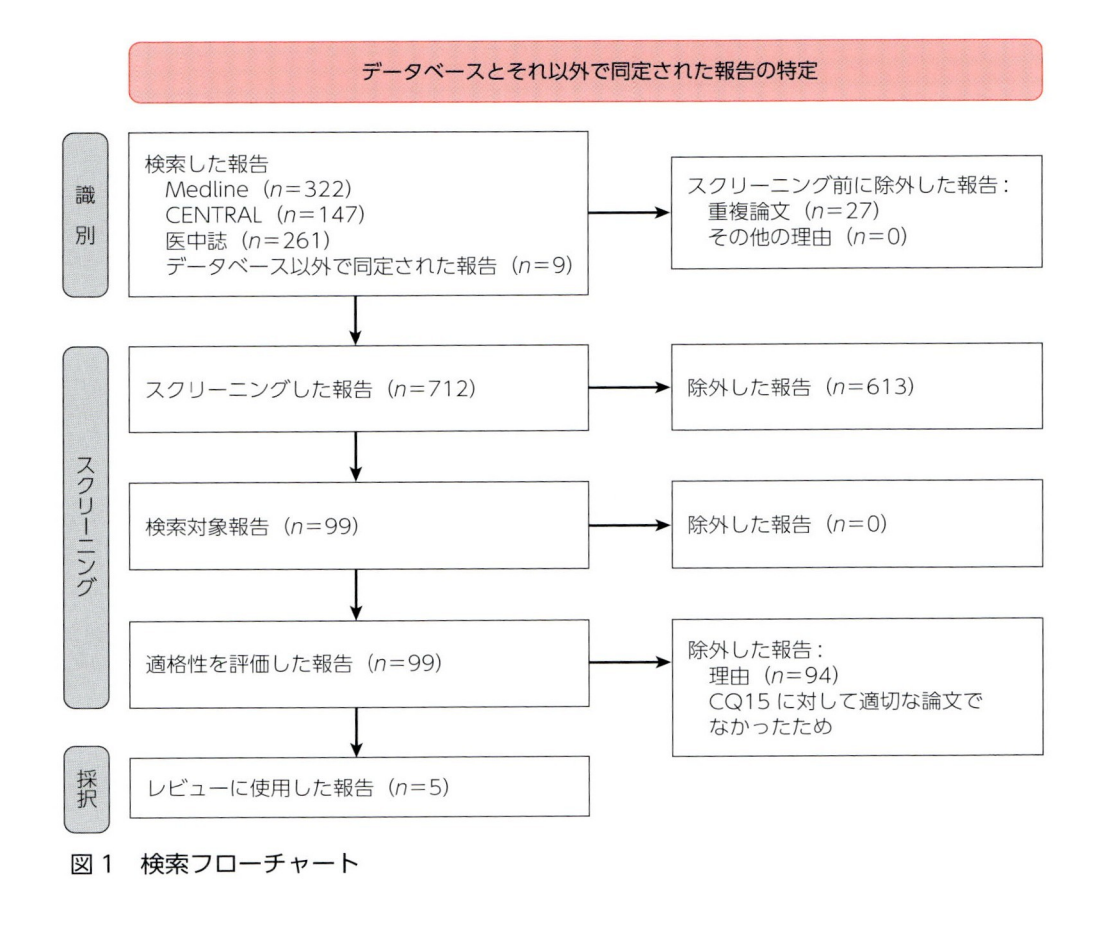

図1　検索フローチャート

編の観察研究のメタ解析によると，フレイルの合併は，死亡のハザード比（hazard ratio：HR）を 1.54 倍（95％CI 1.34〜1.75，$p < 0.001$），入院事象の HR を 1.56 倍（95％CI 1.36〜1.78，$p < 0.001$）増加させた[1]．2018 年，J Am Med Dir Assoc に報告された 20 編の観察研究のメタ解析もほぼ同様の結果で，フレイルの合併は，死亡の HR を 1.59 倍（95％CI 1.39〜1.82，$p < 0.0001$），入院の HR を 1.31 倍（95％CI 1.21〜1.42，$p < 0.0001$）増加させた[2]．

　慢性心不全にサルコペニアが合併しても予後が悪化する．2023 年 Clin Cardiol に報告された 11 編の論文データのメタ解析によると，慢性心不全におけるサルコペニアの合併は，死亡，入院，およびほかの有害事象を複合した予後不良と関係していた（HR＝1.64，95％CI 1.20〜2.25，$p < 0.01$）[3]．

　これまでの多くの研究では心不全の栄養状態を体重減少や body mass index（BMI）低値でのみ議論され，病態を考慮した定義が存在しなかった（補足説明参照）．たとえば，心不全患者を BMI で階層化した場合は，BMI が低い群で[4]，経過観察中の体重変化で階層化した場合は，体重変化がより大きく減少する群で予後が悪いこと[5]，栄養状態で評価した場合は，低栄養または低栄養リスクの高い群で予後が悪いこと[6]，が明らかにされている．

　このように，慢性心不全に伴うサルコペニアまたはフレイルの予防に対する食事・栄養療法の有用性に関するエビデンスはない．しかし，十分なエネルギー摂取とたんぱく質摂取に向け

た食事・栄養療法は，一次性フレイル・サルコペニアの予防に有用と考えられていることから，慢性心不全に伴うサルコペニアおよびフレイルの予防においても，その病態を考えた場合，有用な可能性はある．また，このような食事・栄養療法の実施が慢性心不全患者において害を生じる可能性は低い．そこでエビデンスの確実性は非常に弱い（D）ものの，日本心不全学会が提唱した「心不全患者における栄養評価・管理に関するステートメント」[7] での推奨もあり，適切な薬物治療，身体活動，運動とともに十分なエネルギー摂取とたんぱく質摂取に向けた食事・栄養療法の実施を提案する．具体的な食事・栄養療法の実施においては，「心不全患者における栄養評価・管理に関するステートメント」[7] を活用することを推奨する．慢性心不全患者の必要エネルギー量は，間接熱量測定法や Harris-Benedict の推定式を用いて計算することが提案されている．また，中等度以上の腎障害がない場合，たんぱく質摂取量は 1.2〜1.5 g/kg/日 が推奨されている．しかし，心不全患者の病期あるいは重症度に応じた栄養療法は確立しておらず，今後の研究が待たれる状況にある．

CQ15b に関しては，慢性心不全に伴うサルコペニアまたはフレイルに対する治療としての食事・栄養療法の有用性を直接的に検討した報告はなかった．しかし，標準的な心不全治療を実施したうえで，栄養状態を評価し，栄養指導や栄養管理を行うことが，サルコペニアおよびフレイルの治療においても有用である可能性を示唆する研究は，今回の SR では 3 編が抽出された．しかし，いずれの研究も小規模かつ短期的な観察期間であり，その効果も限定的である．

1 編目の研究はイタリアにおいて安定している慢性心不全患者で，体重は正常だが骨格筋量の減少を有し（BMI が 20〜25 kg/m² で上腕筋面積が年齢，性で補正後 10 パーセンタイル未満），かつ過去 1 年間十分なエネルギーとたんぱく質摂取ができ（30 kcal/kg/日以上のエネルギー，1.1 g/kg/日を超えたたんぱく質摂取），適当な身体活動量が維持できている者を対象に，8g/日の必須アミノ酸製剤内服群（$n=22$）/非内服群（$n=22$）に割り付けたランダム化比較試験（RCT）を行った[8]．その結果 2 ヵ月間の介入後に，内服群において有意に 1 kg 以上の体重増加が認められ（$p<0.05$），エルゴメーターでの運動耐容能，最大酸素消費量，6 分間歩行距離の改善が認められた（それぞれ，$p<0.02$，$p<0.05$，$p<0.02$）．介入前後でサルコペニアやカヘキシアの診断はなされておらず，間接的ではあるが，サルコペニアの治療として必須アミノ酸製剤内服群が有効である可能性が示唆された．

2 編目の研究はスペインにおいて過去 6 ヵ月以内に入院歴のある成人慢性心不全患者を対象に，全例に地中海食とビタミン D 補給，個別の心臓リハビリテーションプログラムを行ったうえで，高カロリー高たんぱく経口補助食（141 kcal/100 mL，たんぱく質 7.4 g/100 mL）摂取群（$n=19$）/非摂取群（$n=19$）に割り付けた RCT を行った[9]．対象者の 65.8%がサルコペニアで，23.7%が GLIM（Global Leadership Initiative on Malnutrition）基準で低栄養であった．その結果 24 週間の介入後に，摂取群において有意に除脂肪体重の増加が認められた（$p=0.03$）．心不全による再入院，死亡率には両群間で差を認めず，握力は両群で不変であったが，Timed Up and Go（TUG）test 時間は両群ともに有意に改善した（両群とも $p<0.001$）．介入後のサルコペニア評価はなされていないが，サルコペニアに対する治療として心臓リハビリテーション，食事療法に加え，エネルギー・たんぱく質を強化した栄養補助食品の追加が有効である可能性が示唆された．

3 編目の研究は日本での外来通院中のフレイルまたはプレフレイルに該当する慢性心不全患者を対象に，心不全標準治療群（$n=15$）/包括的な在宅型心臓リハビリテーションプログラム（Home-based cardiac rehabilitation：HBCR）群（$n=15$）に割り付けた RCT を行った[10]．フレ

イルの診断は，日本語版フレイル基準（J-CHS 基準）によって行われ 10 名がフレイル，20 名がプレフレイルだった．HBCR 群では，Fitbit アプリを用いた自己管理・観察の指導に加え，自宅での運動メニューの実施，十分なエネルギーとたんぱく質摂取への栄養指導（25〜30 kcal/kg 標準体重のエネルギー，1.2〜1.5 g/kg 体重のたんぱく質摂取が目標）が含まれた．その結果 3 ヵ月間の介入後に，HBCR 群において有意に 6 分間歩行距離の改善が認められた（$p < 0.001$）．介入後でフレイルの評価はなされていないが，HBCR 群では膝伸展筋力，1 日あたりの歩数の改善がみられた（それぞれ $p = 0.02$，$p = 0.05$）．以上よりフレイルに対する治療として心臓リハビリテーションと十分なエネルギーとたんぱく質摂取を目標とした食事療法の併用は有効である可能性が示唆された．

　慢性心不全に伴うサルコペニアまたはフレイルの治療としての食事・栄養療法の有用性に関するエビデンスは，上記の複数の RCT が存在するが間接的なもので，小規模かつ短期的であることからそのエビデンスの確実性は限定的であり弱（C）と評価した．食事・栄養療法の有害性は認められていない．エビデンスを統合すると，慢性心不全に伴うサルコペニアまたはフレイルの治療として十分なエネルギーならびにたんぱく質摂取と心臓リハビリテーションプログラムとを併用することは効果的である可能性があり，行うことを提案する．必須アミノ酸製剤の使用に関しては，1 編の小規模な RCT からのエビデンスであることより，現時点では推奨なしとする．しかし，その使用は一次性サルコペニアの治療に有用と考えられていることから，慢性心不全に伴うサルコペニアの治療においても，有用な可能性があり，今後の検討が必要である．

　CQ15c に関して，慢性心不全に伴うサルコペニアおよびフレイルの転帰不良に関して食事・栄養療法が改善するか否かを直接的に検討した報告はなかった．慢性心不全は，高い死亡率を呈し再入院，ADL 低下などの転帰が極めて不良な病態であるが，現時点では心不全患者の病期あるいは重症度に応じた食事・栄養療法は確立していない．しかし標準的な心不全治療を実施したうえで，食事・栄養療法を行うことは，慢性心不全に伴うサルコペニアおよびフレイルの不良転帰（総死亡，再入院，ADL 低下，QOL 低下）を改善する可能性を示唆する研究は，今回の SR では 5 編が抽出された．しかし，抽出された 5 編のうち 3 編の研究は小規模かつ短期的な観察期間であり，2 編の研究は，低栄養または低栄養リスクのある心不全患者を対象とした研究であった．

　具体的には以下の 5 編の論文が候補としてあげられたが，3 編は CQ15b と重複する．

　イタリアにおいて安定している慢性心不全患者を対象とした 1 編目の RCT では，8 g/日の必須アミノ酸製剤によりエルゴメーターでの運動耐容能，最大酸素消費量，6 分間歩行距離の改善が認められた[8]．さらに内服群でインスリン抵抗性の改善，血清乳酸，ピルビン酸の減少が認められた．よって直接的な記載はないが，ADL の低下抑制効果が期待できる．

　スペインにおいて過去 6 ヵ月以内に入院歴のある成人慢性心不全患者を対象に行われた 2 編目の RCT においては，高カロリー高たんぱく経口補助食の介入により心不全再入院，死亡率には両群間で差を認めなかったが，摂取群で血清ヒト脳性ナトリウム利尿ペプチド前駆体 N 端フラグメント（N-terminal pro-brain natriuretic peptide：NT-proBNP）値，左室駆出率が有意に改善した（それぞれ $p = 0.02$，$p < 0.01$）．

　日本において外来通院中のフレイルまたはプレフレイルに該当する慢性心不全患者を対象に行われた 3 編目の RCT において，介入群（HBCR 群）において有意に 6 分間歩行距離の改善が認められた（$p < 0.001$）[10]．再入院は両群間で有意差がなかったが，介入群では膝伸展筋力，1 日あたりの歩数の改善がみられた（それぞれ $p = 0.02$，$p = 0.05$）．さらに介入群では血清ヘモグロビン

値と総コレステロール値の増加が認められた（それぞれ $p=0.02$，$p=0.02$）．よって直接的な記載はないが，ADL の低下抑制効果が期待できる．

関連する 4 編目の研究は，スペインにおいて急性心不全で入院した低栄養状態の 18 歳以上の患者（$n=120$，平均年齢±標準偏差 79.2±7 歳，女性 62.5％）を対象に，心不全標準治療群/個別化栄養学的介入群に割り付けた RCT を行った [11]．栄養状態の評価は Mini-nutritional Assessment（MNA）によって，17 点未満を低栄養とし，栄養学的介入は，入院時から開始し 6 ヵ月間継続し，栄養士の補助のもと医師による，食事指導（食事の適正化，特別な推奨）と経口的栄養補助食品（ONS）の処方からなった．最大 12 ヵ月間の観察期間中の総死亡，心不全再入院の総和は，介入群で有意に減少した（ハザード比 [HR] $=0.37$，95％CI 0.19〜0.72，$p=0.003$）．総死亡，心不全再入院もそれぞれ介入群で減少した（HR $=0.21$，95％CI 0.09〜0.52，$p=0.001$，HR $=0.45$，95％CI 0.19〜0.62，$p=0.004$）．

関連する 5 編目の研究では，スイスで入院した低栄養のリスクのある心不全患者（$n=645$，年齢中央値 78.8 歳，男性 52％）を対象に，標準病院食治療群/個別化栄養学的介入群に割り付けた RCT を行った [12]．栄養状態の評価は Nutritional Risk Screening 2002（NRS 2002）によって，3 点以上を低栄養リスクありとし，栄養学的介入は，個別にエネルギー，たんぱく質，微量栄養素必要量，病態に特別な目標値を設定し，それを達成するための栄養学的介入（ONS の使用を含む）手段がとられた．エネルギー必要量は体重で補正した Harris-Benedict 式または間接熱量測定で求め，たんぱく質必要量は 1.2〜1.5 g/kg 体重（急性腎不全の場合は 0.8 g/kg 体重）とした．本研究の対象者の 10.9％がフレイルであった．30 日間の死亡率は，介入群で有意に減少し（オッズ比 [OR] $=0.44$，95％CI 0.26〜0.75，$p=0.002$），さらに 180 日間の死亡率も介入群で低下した（OR $=0.74$，95％CI 0.34〜0.75，$p=0.001$）．30 日間の主要心血管イベント（Major Adverse Cardiac Events：MACE）数も介入群で減少した（OR $=0.50$，95％CI 0.55〜0.996，$p=0.047$）．さらに同一研究での介入の経済効果を検討した論文では，慢性心不全に対する個別栄養サポートは，健康転帰改善に役立ち，経済的にも良好と結論された [13]．

上記の論文の介入対象者は必ずしもフレイル，サルコペニアを伴う慢性心不全患者ではないが，フレイル，サルコペニアを伴う対象者も含まれていると推測される．慢性心不全に伴うサルコペニアまたはフレイルの転帰不良に対する食事・栄養療法の有用性に関するエビデンスは，複数の RCT が存在するが，間接的な評価か，低栄養または低栄養リスクのある患者を対象とした研究であり，そのエビデンスの確実性は限定的であり弱（C）と評価した．しかし，低栄養がフレイル，サルコペニアの転機不良に寄与することに疑いはない．エビデンスを統合すると，慢性心不全に伴うサルコペニアまたはフレイルにおいて，それらの転帰不良を改善する目的で食事・栄養療法を実施することは推奨される．具体的な食事・栄養指導として，25〜30 kcal/kg 標準体重のエネルギー量の摂取と 1.2〜1.5 g/kg 体重のたんぱく質摂取が目安となる．「心不全患者における栄養評価・管理に関するステートメント」では，慢性心不全患者の必要エネルギー量は，間接熱量測定法や Harris-Benedict の推定式を用いて計算することが提案されている [7]．ただし中等度以上の腎障害を合併した場合のたんぱく質摂取量に関してはエビデンスがなく，推奨なしとする．食事・栄養療法は心臓リハビリテーションプログラムと併用することが効果的である．ONS に関しては，推奨に値するエビデンスは弱いが，行うべきではないというエビデンスはないため，病態に合わせて適宜 ONS を利用することを検討してもよい，と結論される．

慢性心不全ではビタミンや微量元素も不足しやすい [14]．しかし，ビタミンやミネラルの摂取に関しては，慢性心不全に伴うサルコペニア・フレイルに対する RCT がないばかりか，慢性心

不全での一般的な食事・栄養療法においても現時点では確立されたエビデンスは存在しない. 2019 年に発表された米国心不全学会からの consensus statement において, 各学会からの心不全に対する micronutrients を含む栄養要素の推奨度を比較しているが, 共通して有用である可能性が言及されている micronutrients は, 鉄の静脈内投与と n-3 不飽和脂肪酸サプリメントのみであった [15]. 2022 年, ESC Heart Fail に発表された SR では, ビタミン D と経口的および経静脈的鉄補充が炎症反応を軽減することにより, 運動耐容能や QOL を改善する可能性について言及されている [16]. しかし, いずれの研究も少数例での検討で, サルコペニア・フレイルに関しては評価されていないため, 現時点では, 推奨なしとする. このように, 慢性心不全に伴うサルコペニア・フレイルに対するビタミン・ミネラル摂取の有用性に関しても, 今後の研究が待たれる状況である.

【CQ15a の補足説明：カヘキシアと心不全】

　歴史的に心不全に伴う低栄養状態は, 液性因子の変化を原因と考えたカヘキシアを中心に検討されてきた. その一方で, 多くの研究では心不全の栄養状態を体重減少や body mass index（BMI）低値でのみ議論され, 病態を考慮した定義が存在しなかった. このような背景から, 2008 年カヘキシア・コンセンサス・カンファレンスにおいてカヘキシアの診断基準が提唱された（表1）[17]. 引き続き欧米人とは体格が異なるアジア人におけるカヘキシアの定義が議論され, その結果, 2023 年にアジア人患者におけるカヘキシアの診断基準が提唱された（表2）[18]. カヘキシアの診断において基礎疾患の存在は必須であるが, 基礎疾患とは慢性心不全に限定したものではなく, がんに加え, ほかの CQ 項目で取り上げられている慢性腎不全, 肝硬変, 慢性呼吸不全も含まれる. これらのカヘキシアの定義には, フレイル, サルコペニアの定義と共通する項目

表1　2008 年カヘキシア・コンセンサス・カンファレンスにおけるカヘキシア診断基準

1. 基礎疾患の存在下 12 ヵ月以内に 5% 以上の体重減少または BMI $< 20\,kg/m^2$
2. 以下の 1) ～ 5) の項目のうち 3 つを満たすこと
1) 筋力低下
2) 疲労感
3) 食欲不振
4) 除脂肪量指標低値（上腕周囲径や DXA での骨格筋量指標 [SMI] を用いる）
5) 生化学検査値異常（a) ～ c) のいずれか）
a) 炎症マーカーの上昇 CRP $> 5.0\,g/L$, IL-6 $> 4.0\,pg/mL$
b) 貧血　Hb $< 12\,g/dL$
c) 血清アルブミン低値 $< 3.2\,g/dL$

SMI：skeletal muscle mass index, IL-6：interleukin-6, DXA：二重エネルギー X 線吸収測定, CRP：C-reactive protein
(Evans WJ, et al. Clin Nutr 2008; 27: 793-799 [17]) より引用）

表2　アジア人患者におけるカヘキシア診断基準

(1) 基礎疾患の存在 [注1]
(2) 3 ～ 6 ヵ月において 2% 以上の体重減少または BMI $< 21\,kg/m^2$ [注2]
(3) 以下の 1 項目以上に該当
1) 食思不振
2) 握力低下　男性 $< 28\,kg$, 女性 $< 18\,kg$
3) CRP 上昇　$> 5\,mg/L$（0.5 mg/dL）

注 1：基礎疾患とは, がん, うっ血性心不全, 慢性閉塞性肺疾患, 慢性腎不全, 肝硬変, 膠原病, 制御できていない慢性感染症を指す.
注 2：体重減少と低 BMI を評価する際には, 浮腫, 体液貯留と体内水分の分布異常は, 補正するか, 考慮すること.
(Arai H, et al. J Cachexia Sarcopenia Muscle 2023; 14: 1949-1958 [18]) より引用）

が含まれるが，体重減少や低 BMI をカヘキシア診断の必須条件としていることから，まったく同一の病態とは言い難い．カヘキシアは，フレイル，サルコペニア集団でも低栄養が顕著で，体重変化が顕在化した段階といえるかもしれない．今後，それぞれの病態生理学的な理解に基づく使い分けが必要と考えられる．これらのカヘキシア診断基準に基づいた，慢性心不全におけるカヘキシアの予防に関して食事・栄養療法の有用性を検討した報告は今回の SR においても認められなかった．

文献

1) Yang X, Lupón J, Vidán MT, et al. Impact of frailty on mortality and hospitalization in chronic heart failure: A systematic review and meta-analysis. J Am Heart Assoc 2018; **7**: e008251

2) Zhang Y, Yuan M, Gong M, et al. Frailty and clinical outcomes in heart failure: A systematic review and meta-analysis. J Am Med Dir Assoc 2018; **19**: 1003-1008.e1

3) Chen R, Xu J, Wang Y, et al. Prevalence of sarcopenia and its association with clinical outcomes in heart failure: An update meta-analysis and systematic review. Clin Cardiol 2023; **46**: 260-268

4) Shirley S, Davis LL, Carlson BW. The relationship between body mass index/body composition and survival in patients with heart failure. J Am Acad Nurse Pract 2008; **20**: 326-332

5) Nishikido T, Oyama JI, Nagatomo D, Node K. A reduction of BMI predicts the risk of rehospitalization and cardiac death in non-obese patients with heart failure. Int J Cardiol 2019; **276**: 166-170

6) Habaybeh D, de Moraes MB, Slee A, Avgerinou C. Nutritional interventions for heart failure patients who are malnourished or at risk of malnutrition or cachexia: a systematic review and meta-analysis. Heart Fail Rev 2021; **26**: 1103-1118

7) 日本心不全学会ガイドライン委員会．心不全患者における栄養評価・管理に関するステートメント．http://www.asas.or.jp/jhfs/pdf/statement20181012.pdf

8) Aquilani R, Opasich C, Gualco A, et al. Adequate energy-protein intake is not enough to improve nutritional and metabolic status in muscle-depleted patients with chronic heart failure. Eur J Heart Fail 2008; **10**: 1127-1135 (CQ15-1)

9) Herrera-Martínez AD, Muñoz Jiménez C, López Aguilera J, et al. Mediterranean Diet, Vitamin D, and Hypercaloric, Hyperproteic Oral Supplements for Treating Sarcopenia in Patients with Heart Failure-A Randomized Clinical Trial. Nutrients 2024; **16**: 110 (CQ15-2)

10) Nagatomi Y, Ide T, Higuchi T, et al. Home-based cardiac rehabilitation using information and communication technology for heart failure patients with frailty. ESC Heart Fail 2022; **9**: 2407-2418 (CQ15-3)

11) Bonilla-Palomas JL, Gámez-López AL, Castillo-Domínguez JC, et al. Nutritional intervention in malnourished hospitalized patients with heart failure. Arch Med Res 2016; **47**: 535-540 (CQ15-4)

12) Hersberger L, Dietz A, Bürgler H, et al. Individualized nutritional support for hospitalized patients with chronic heart failure. J Am Coll Cardiol 2021; **77**: 2307-2319 (CQ15-5)

13) Schuetz P, Sulo S, Walzer S, et al. Economic evaluation of individualized nutritional support for hospitalized patients with chronic heart failure. Nutrients 2022; **14**: 1703

14) Witte KK, Clark AL, Cleland JG. Chronic heart failure and micronutrients. J Am Coll Cardiol 2001; **37**: 1765-1774

15) Vest AR, Chan M, Deswal A, et al. Nutrition, obesity, and cachexia in patients with heart failure: A consensus statement from the Heart Failure Society of America Scientific Statement Committee. J Card Fail 2019; **25**: 380-400

16) Prokopidis K, Isanejad M, Akpan A, et al. Exercise and nutritional interventions on sarcopenia and frailty in heart failure: a narrative review of systematic reviews and meta-analyses. ESC Heart Fail 2022; **9**: 2787-2799

17) Evans WJ, Morley JE, Argilés J, et al. Cachexia: a new definition. Clin Nutr 2008; **27**: 793-799

18） Arai H, Maeda K, Wakabayashi H, et al. Diagnosis and outcomes of cachexia in Asia: Working Consensus Report from the Asia Working Group for Cachexia. J Cachexia Sarcopenia Muscle 2023; **14:** 1949-1958

1) 慢性呼吸不全（COPD など）

CQ16

慢性呼吸不全に伴うサルコペニアならびにフレイルの予防・治療に対する食事・栄養の有用性

CQ16a：予防に食事・栄養は有用か？

[ステートメント]

● 慢性閉塞性肺疾患（COPD）に伴うサルコペニアならびにフレイルの予防に十分なエネルギーならびにたんぱく質または分岐鎖アミノ酸を重視した食事・栄養療法を行うことを提案する.

（推奨の強さ：**弱**，エビデンスの確実性：**D**）

● COPD 以外の慢性呼吸不全に伴うサルコペニアならびにフレイルの予防に十分なエネルギーならびにたんぱく質または分岐鎖アミノ酸を重視した食事・栄養療法が有効であるかは，エビデンスがないものの，行うことを提案する.

（推奨の強さ：**弱**，エビデンスの確実性：**D**）

CQ16b：治療に食事・栄養療法は有用か？

[ステートメント]

● COPD に伴うサルコペニアならびにフレイルの治療に十分なエネルギーならびにたんぱく質，分岐鎖アミノ酸を重視した食事・栄養療法を行うことを提案する.

（推奨の強さ：**弱**，エビデンスの確実性：**D**）

● COPD 以外の慢性呼吸不全に伴うサルコペニアならびにフレイルの治療に食事・栄養療法を行うことを提案する.

（推奨の強さ：**弱**，エビデンスの確実性：**D**）

CQ16c：食事・栄養療法は死亡，入院，ADL 低下などの転帰不良を改善させるか？

[ステートメント]

● COPD を含む慢性呼吸不全に伴うサルコペニアならびにフレイルに対する食事・栄養療法の死亡，入院，ADL 低下などの転帰不良を改善するエビデンスはないものの，行うことを提案する.

（推奨の強さ：**弱**，エビデンスの確実性：**D**）

解説

　　慢性呼吸不全は「1 ヵ月以上持続する呼吸不全（安静時動脈血酸素分圧（PaO_2）≦60 Torr の低酸素血症）」と定義され，在宅での酸素療法などが対症療法となる．在宅酸素療法（HOT，または

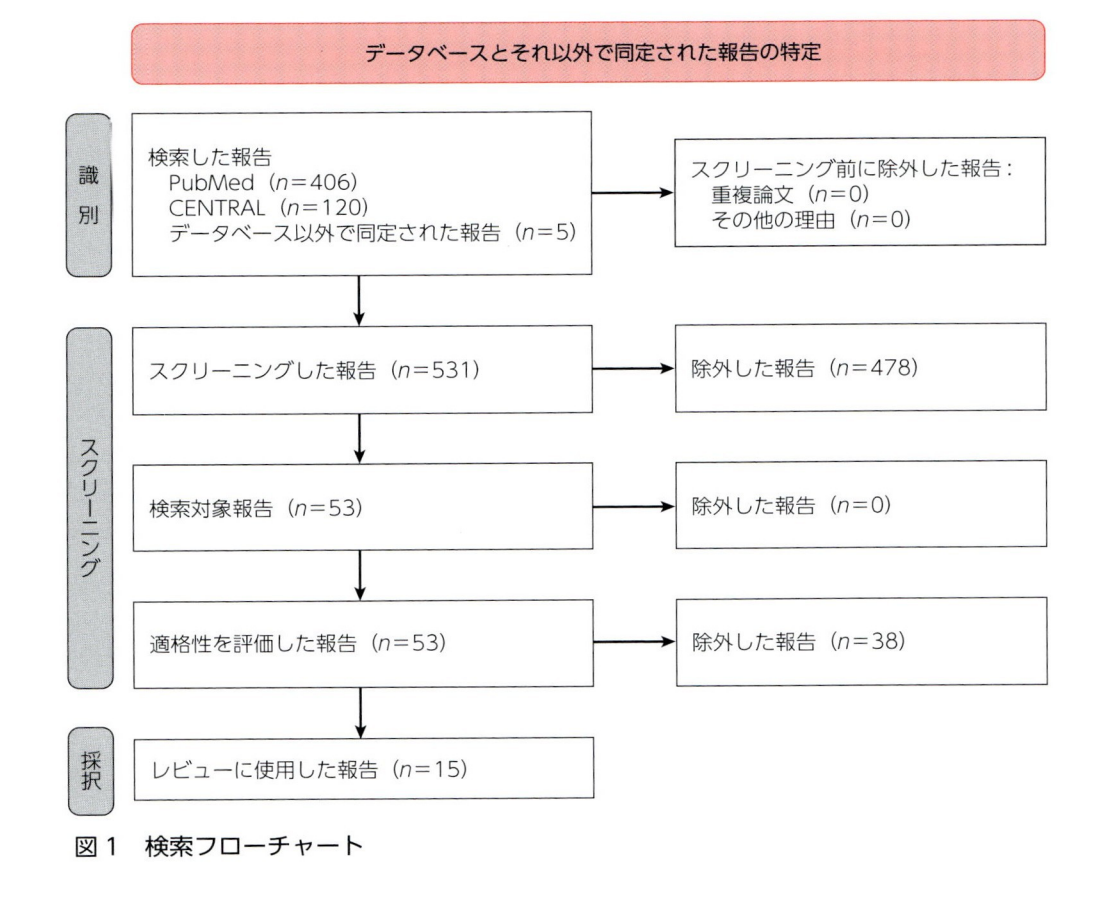

図1　検索フローチャート

LTOT）患者数の約 1/3 は慢性閉塞性肺疾患（chronic obstructive pulmonary disease：COPD）患者が占める[1]. 今回，慢性呼吸不全を対象にシステマティックレビュー（SR）を行ったが，安定期 COPD 以外の呼吸器疾患による慢性呼吸不全に対する食事・栄養療法に関する検討は認められなかった. COPD は長期の喫煙などで生じる肺の慢性疾患であるが，多くの場合，炎症性サイトカインの上昇など全身性炎症を伴う. 全身性炎症は様々な併存症の基盤病態となり，栄養障害，骨格筋機能障害，骨粗鬆症の重要な要因となる[2].

　日本での厚生労働省呼吸不全調査研究班における報告[3]では，COPD 患者において体重減少（body mass index（BMI）＜20 kg/m²）患者が全体の 30％を占め，最重症（IV 期）では約 60％と高率に体重減少を認めており，栄養障害は COPD 重症度（気流閉塞の程度）とは独立した予後因子であるとされる[4,5]. 体重正常でも約 1/4 で除脂肪量（fat-free mass：FFM）低下がみられ，FFM は体重よりも鋭敏な予後を反映し[6]，胸部 CT を用いた骨格筋定量評価も有望な予後指標とされ[7]，重要な肺外指標とされている.

　COPD 患者は，高齢者に多く約 6 割は 75 歳以上[8]とされるため，加齢に伴う一次性サルコペニアに加え身体活動性の低下や栄養障害，全身性炎症に伴う二次性サルコペニアが加わり，高率にサルコペニアを併存すると想定される. 近年のメタ解析によるとサルコペニアの有病率は外来患者の 21.6％，介護施設患者の 63％にみられ[9]，年齢や重症度依存も確認されている[10].

表1　採用した15編の食事・栄養療法の内容

文献（著者・年・国・文献番号）	Sample size	介入内容	リハビリの有無
Ahmadi ら，2020，イラン [13]	NS：$n=23$ CG：$n=23$	マグネシウム，ビタミンC，ホエイたんぱく	なし
Aslani ら，2020，イラン [14]	NS：$n=40$ CG：$n=42$	共役リノール酸（不飽和脂肪酸）	なし
Bjerk ら，2013，米国 [15]	NS：$n=18$ CG：$n=18$	ビタミンD	なし
Broekhuizen ら，2005，オランダ [16]	NS：$n=38$ CG：$n=42$	多価不飽和脂肪酸（PUFA）	あり
Calder ら，2018，スウェーデン [17]	NS：$n=20$ CG：$n=19$	Targeted medical nutrition：TMN（～230 kcal，n-3系脂肪酸，25-ヒドロキシビタミンD）	なし
De Benedetto ら，2018，イタリア [18]	NS：$n=45$ CG：$n=45$	クレアチン，コエンザイム	なし
de Bisschop ら，2021，フランス [19]	NS：$n=25$ CG：$n=29$	分岐鎖アミノ酸	あり
Deacon ら，2008，英国 [20]	NS：$n=38$ CG：$n=42$	クレアチン	あり
Fuld ら，2005，英国 [21]	NS：$n=14$ CG：$n=11$	クレアチン	あり
Gurgun ら，2013，トルコ [22]	NS：$n=15$ CG：$n=15$	経口栄養補給　250 mL×3回/日（炭水化物53.3%，脂質30%，たんぱく質16.7%）	あり
Hornikx ら，2012，ベルギー [23]	NS：$n=24$ CG：$n=25$	ビタミンD	あり
Kim ら，2021，米国 [24]	NS：$n=17$ CG：$n=16$	n-3脂肪酸（多価不飽和脂肪酸）	なし
Rafiq ら，2017，オランダ [25]	NS：$n=19$ CG：$n=24$	ビタミンD	なし
Steiner ら，2003，英国 [26]	NS：$n=25$ CG：$n=35$	経口栄養補給　125 mL×3回/日（570 kcal/日）（炭水化物60%，脂質20%，たんぱく質20%）	あり
van Beers ら，2020，オランダ [27]	NS：$n=32$ CG：$n=29$	経口栄養補給　125 mL×3回/日（562.5 kcal/日）（炭水化物60%，脂質20%，たんぱく質20%ロイシン，ビタミンD，n-3系脂肪酸を強化）	あり

NS：nutrient supplements，CG：control group

韓国での大規模研究ではサルコペニアと骨量の減少の関連も示されている[11]．フレイルに関しても56%がプレフレイル状態，19%がフレイルと報告されている[12]．

　SRにより，406編の文献から最終的にRCT 15編[13~27]を選択した（図1）．サルコペニアやフレイルを合併するCOPD患者を対象とした治療介入に関する検討は認められなかったため，サルコペニアやフレイルの有無にかかわらず，COPD患者全体を対象とした．治療介入としては，ホエイたんぱく質，分岐鎖アミノ酸（branched-chain amino acid：BCAA），多価不飽和脂肪酸，クレアチン，ビタミンDなどが含まれていた（表1）．また，運動療法を併用したものは8編，栄養療法単独は7編であった．栄養介入が多様であったことから，主に食事・栄養療法の詳細を区別せずにメタ解析を行った．一部可能な場合は栄養素別にサブ解析を実施した．

　メタ解析の結果，安定期COPD患者に対する栄養補給療法はプラセボと比較して，体重（標準化平均差［standardized mean difference：SMD］＋0.52 kg，95%CI 0.28～0.75，$p<0.0001$）（図2），FFM（SMD＋0.60 kg，95%CI 0.04～1.16，$p=0.04$）（図3），脂肪量の増加（SMD＋0.69 kg，95%CI 0.19～1.19，$p=0.006$）（図4）を認めた．しかし，握力（SMD＋0.74，95%CI −0.09～1.58，$p=0.08$）（図5）や大腿四頭筋力（SMD＋3.10，95%CI −2.14～8.34，$p=0.25$）（図6）は両

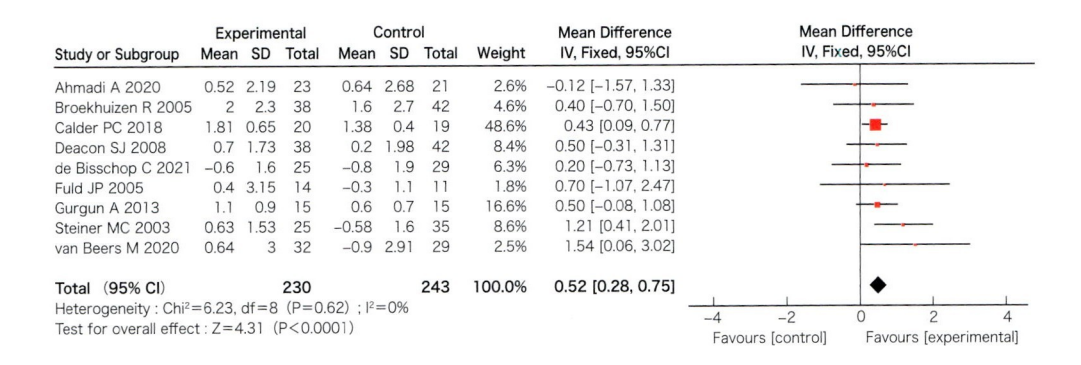

図 2　体重の増加

　RCT 9 編 [13, 16, 17, 19〜22, 26, 27] を採用しメタ解析を行った（473 例）．介入群は非介入群と比較して＋0.52kg（95%CI 0.28〜0.75，$p<0.0001$，$I^2=0\%$）と有意な体重増加を認めた．

　介入要素別サブ解析ではクレアチンのみ [20, 21] では有意差はみられず，エネルギーならびにたんぱく質，分岐鎖アミノ酸の介入 [13, 17, 19, 22, 26, 27] では＋0.52kg（95%CI 0.27〜0.78，$p<0.0001$）と有意な差を認めた．

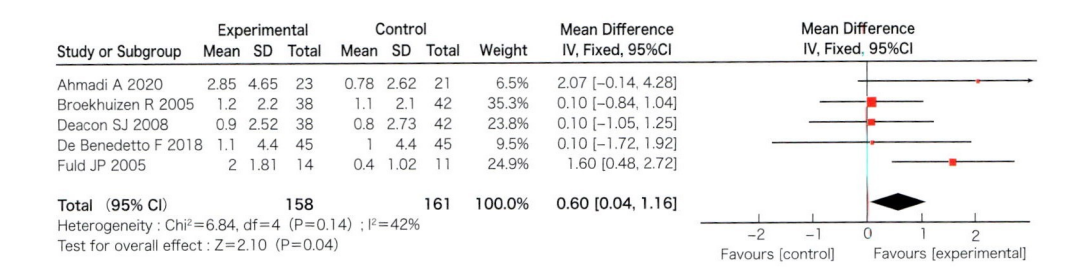

図 3　除脂肪量 （fat-free mass：FFM） の増加

　RCT 5 編 [13, 16, 18, 20, 21] を採用しメタ解析を行った（319 例）．介入群は非介入群と比較して＋0.60kg（95%CI 0.04〜1.16，$p=0.04$，$I^2=42\%$）と FFM の増加を認めた．

　介入要素別サブ解析ではクレアチンのみ [18, 20, 21]，さらにはクレアチン，ビタミン D，脂肪酸のいずれかを含む介入 [16, 18, 20, 21] では有意差が観られなかった．

群間で有意な差異を認めなかった．一方，6 分間歩行距離の増加（SMD ＋19.21 m，95%CI 8.37〜30.05，$p=0.0005$）（図 7）を認めたが，最小臨床重要変化量（minimal clinically important difference：MCID）の 30 m にはいたらなかった．自覚症状や健康関連 QOL（Health-related Quality of Life：HR-QoL）では，modified Medical Research Council Dyspnea Scale（mMRC）（SMD ＋0.10，95%CI −0.16〜0.36，$p=0.45$）（図 8），St. George's Respiratory Questionnaire（SGRQ）（−2.55，95%CI −7.17〜2.07，$p=0.28$）（図 9）ともに両群で差異は認めなかった．

　COPD では安定期においても，気流閉塞や肺過膨張による換気のメカニクスの障害により呼吸筋のエネルギー消費が増大し，安静時エネルギー消費量（resting energy expenditure：REE）は増加している [28]．そのため，「COPD（慢性閉塞性肺疾患）診断と治療のためのガイドライン

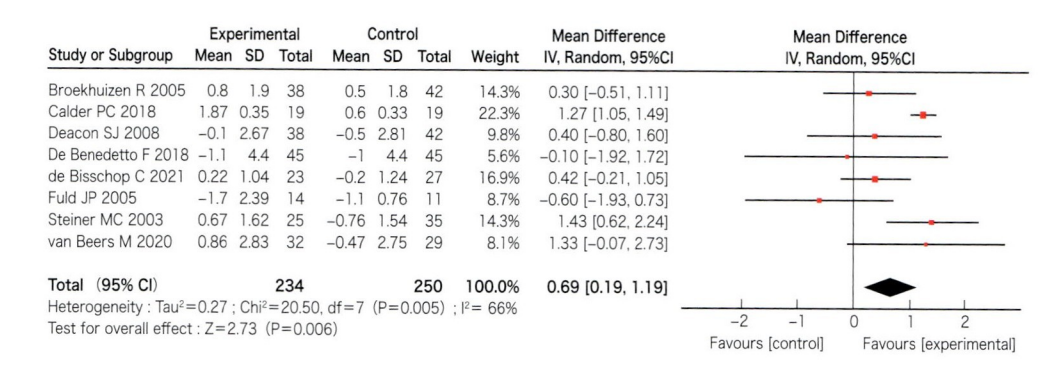

図4　脂肪量 (fat mass：FM) の増加

　　RCT 8編 [16〜21, 26, 27] を採用しメタ解析を行った (484例). 介入群は非介入群と比較して MD (mean difference) 0.69kg (95%CI 0.19〜1.19, p=0.006, I^2=66%) と FM の増加を認めた.

　　介入要素別サブ解析ではクレアチンのみ [18, 20, 21], クレアチン, ビタミン D, 脂肪酸のいずれかを含む介入 [16, 18, 20, 21] では有意差はなく, エネルギーならびにたんぱく質または分岐鎖アミノ酸の介入 [17, 19, 26, 27] では 1.09kg (95%CI 0.61〜1.56, p<0.001) と有意な差を認めていた.

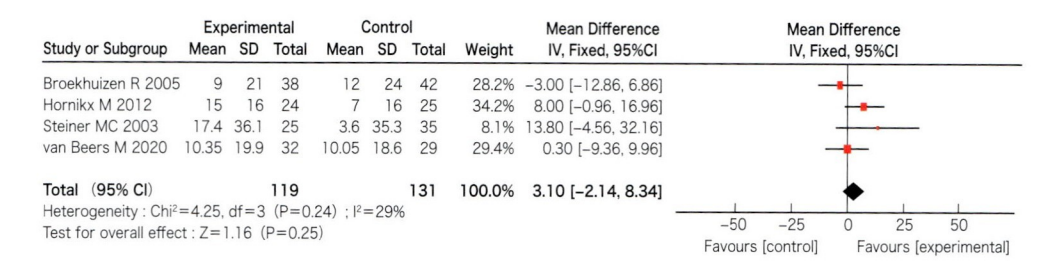

図5　握力の増加

　　RCT 3編 [13, 25, 26] を採用しメタ解析を行った (147例). 介入群は非介入群と比較して MD 0.74 (95%CI −0.09〜1.58, p=0.08, I^2=32%) と両群で差異はなかった.

　　介入要素別サブ解析ではエネルギーならびにたんぱく質または分岐鎖アミノ酸の介入 [13, 26] では 0.95 (95%CI −0.03〜1.87, p=0.04) と有意な差を認めた.

Study or Subgroup	Experimental Mean	SD	Total	Control Mean	SD	Total	Weight	Mean Difference IV, Fixed, 95%CI
Broekhuizen R 2005	9	21	38	12	24	42	28.2%	−3.00 [−12.86, 6.86]
Hornikx M 2012	15	16	24	7	16	25	34.2%	8.00 [−0.96, 16.96]
Steiner MC 2003	17.4	36.1	25	3.6	35.3	35	8.1%	13.80 [−4.56, 32.16]
van Beers M 2020	10.35	19.9	32	10.05	18.6	29	29.4%	0.30 [−9.36, 9.96]
Total (95% CI)			119			131	100.0%	3.10 [−2.14, 8.34]

Heterogeneity：Chi²=4.25, df=3 (P=0.24)；I^2=29%
Test for overall effect：Z=1.16 (P=0.25)

図6　大腿四頭筋力の増加

　　RCT 4編 [16, 23, 26, 27] を採用しメタ解析を行った (250例). 介入群は非介入群と比較して MD 3.10 (95%CI −2.14〜8.34, p=0.25, I^2=29%) と両群で差異はなかった.

　　介入要素別サブ解析ではクレアチン, ビタミン D, 脂肪酸のみ [16, 23], エネルギーならびにたんぱく質または分岐鎖アミノ酸の介入 [26, 27] のいずれでも有意差はなかった.

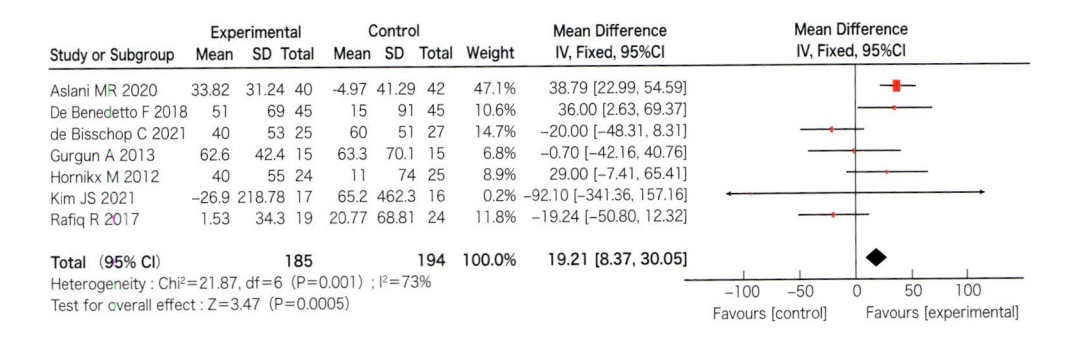

図7 6分間歩行距離（6MWD）の増加

　RCT 7 編 [14, 18, 19, 22~25] を採用しメタ解析を行った（379 例）．介入群は非介入群と比較して MD 19.21m（95%CI 8.37~30.05, p=0.0005, I^2=73%）と統計的有意に 6MWD を改善したが，MCID（30m）にはいたらなかった．

　介入要素別サブ解析では多価不飽和脂肪酸のみ [14, 24] では 38.27m（95%CI 22.5~54.0, p<0.001）と有意差を認めた．

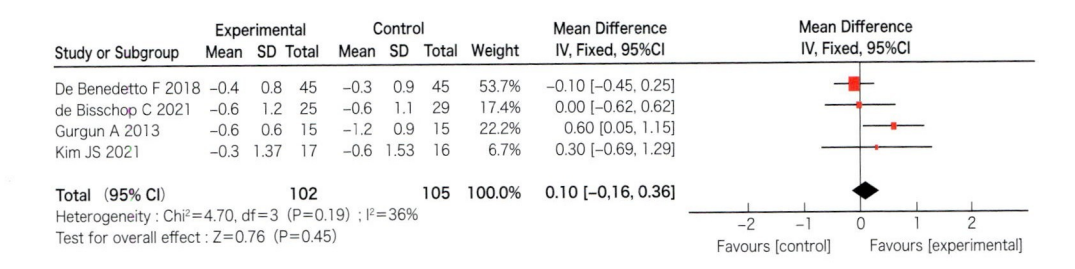

図8 modified Medical Research Council Dyspnea Scale（mMRC）の改善

　RCT 4 編 [18, 19, 22, 24] を採用しメタ解析を行った（207 例）．介入群は非介入群と比較して MD 0.10（95%CI −0.16~0.36, p=0.45, I^2=36%）と両群で差異はなかった．

　介入要素別サブ解析ではクレアチン，ビタミン D，脂肪酸のいずれかを含む介入 [18, 24]，エネルギーならびにたんぱく質または分岐鎖アミノ酸の介入 [19, 22] のいずれでも有意差はなかった．

2022」[2] や「日本臨床栄養代謝学会 JSPEN テキストブック」[29]，「病態栄養専門管理栄養士のための病態栄養ガイドブック改訂第 7 版」[30] では，エネルギー量の設定として，高エネルギーを推奨している．REE に個々の患者の身体活動によるエネルギー消費量を加えた総エネルギー消費量（total energy expenditure：TEE）に見合うエネルギー投与が必要となるが，TEE は患者個々における測定が必要となる．そこで，実測 REE の 1.5 倍や Harris-Benedict 式から算出する予測基礎エネルギー消費量（basal energy expenditure：BEE）を算出し，活動係数 1.3，ストレス係数 1.3 として，BEE×1.7 をエネルギー投与量と設定することが多い．

　各栄養素の適切な投与量や投与比率については，COPD における適切なたんぱく質摂取量は明確ではない．しかし，慢性炎症を伴う高齢者ではたんぱく質必要量が高まっており，体重 1kg あたり 1.2~1.5 g/日が推奨されている [2, 29~31]．今回のメタ解析では，文献数が少なく栄養素ごと

Study or Subgroup	Experimental Mean	Experimental SD	Experimental Total	Control Mean	Control SD	Control Total	Weight	Mean Difference IV, Random, 95%CI
Ahmadi A 2020	−12	12	23	−1	11	21	16.5%	−11.00 [−17.80, −4.20]
Bjerk SM 2013	1.3	5.6	18	−1	6.9	18	21.3%	2.30 [−1.81, 6.41]
Fuld JP 2005	−5.9	9.26	14	1.8	9.98	11	15.1%	−7.70 [−15.34, −0.06]
Gurgun A 2013	−6.2	8.4	15	−6.7	8	15	18.1%	0.50 [−5.37, 6.37]
Kim JS 2021	−2.5	15.78	17	3.2	17.86	16	9.9%	−5.70 [−17.23, 5.83]
van Beers M 2020	1.43	10.69	32	−0.71	10.61	29	19.1%	2.14 [−3.21, 7.49]
Total (95% CI)			**119**			**110**	**100.0%**	**−2.55 [−7,17, 2,07]**

Heterogeneity : Tau²=21.64 ; Chi²=15.96, df=5 (P=0.007) ; I²=69%
Test for overall effect : Z=1.08 (P=0.28)

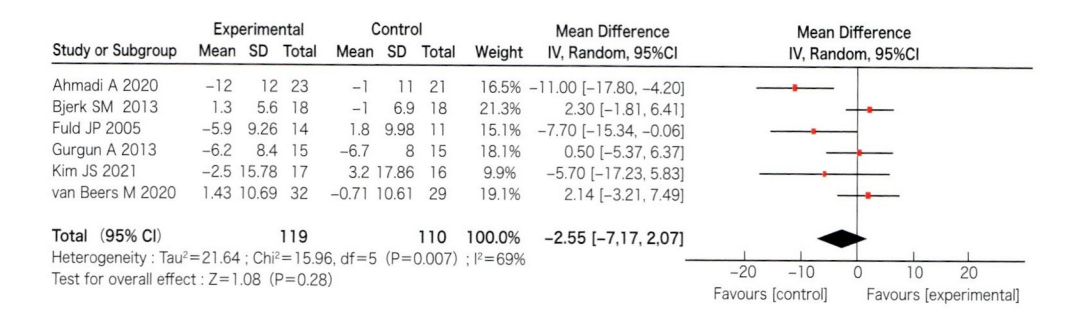

図 9　St. George's Respiratory Questionnaire (SGRQ) の改善

RCT 6 編 [13, 15, 21, 22, 24, 27] を採用しメタ解析を行った (229 例). 栄養療法により, 介入群は非介入群と比較して MD −2.55 (95%CI −7.17～2.07, p=0.28, I^2=69%) と両群で差異は認めなかった.

介入要素別サブ解析ではクレアチン, ビタミン D, 脂肪酸のいずれかを含む介入 [15, 21, 24], エネルギーならびにたんぱく質または分岐鎖アミノ酸の介入 [13, 22, 27] のいずれでも有意差はなかった.

Study or Subgroup	Experimental Mean	Experimental SD	Experimental Total	Control Mean	Control SD	Control Total	Weight	Mean Difference IV, Random, 95%CI
Ahmadi A 2020	3.12	8.37	23	−0.6	13.33	21	14.4%	3.72 [−2.93, 10.37]
Aslani MR 2020	3.5	3.22	40	−1.89	4.29	42	25.0%	5.39 [3.75, 7.03]
De Benedetto F 2018	1	8.9	45	1.1	8.6	45	21.1%	−0.10 [−3.72, 3.52]
Kim JS 2021	−0.7	6.73	17	−2.9	6.84	16	18.7%	2.20 [−2.43, 6.83]
Rafiq R 2017	0.21	4.25	19	3.46	8.05	24	20.8%	−3.25 [−6.99, 0.49]
Total (95% CI)			**144**			**148**	**100.0%**	**1.60 [−2.14, 5.34]**

Heterogeneity : Tau²=13.87; Chi²=21.64, df=4 (P=0.0002) ; I²=82%
Test for overall effect : Z=0.84 (P=0.40)

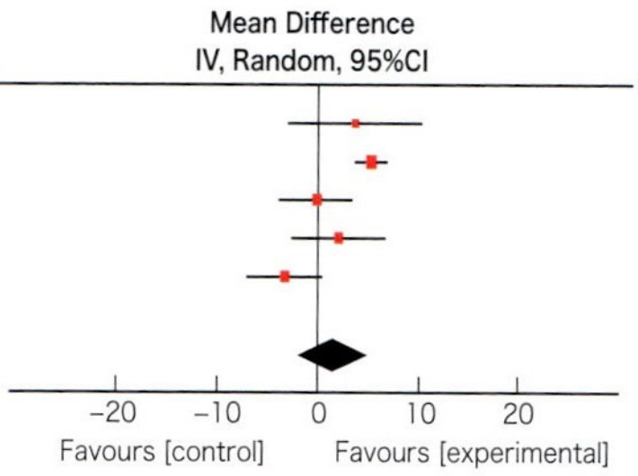

図 10　%FEV_1 の増加

RCT 5 編 [13, 14, 18, 24, 25] を採用しメタ解析を行った (292 例). 介入群は非介入群と比較して MD 1.60 (95%CI −2.14～5.34, p=0.40, I^2=82%) と両群で差異はなかった.

介入要素別サブ解析では多価不飽和脂肪酸のみ 14,24 では 4.56 (95%CI 1.82～7.30, p=0.001) と有意差を認めた.

の解析を行わず栄養補給療法全体の有用性を検討したため, 特定の栄養補給療法単独でどの程度の効果があるのかは不明である. しかし, サルコペニア対策としてアミノ酸の摂取が重要視されており, BCAA (特にロイシン) が有効とされている [32]. 脂質は炭水化物よりも炭酸ガスの産生量が少ないいため, 著しい高炭酸ガス血症を伴う COPD 患者に対しては, 呼吸商を考慮した高脂肪の栄養補給が有効であることが示唆される. 一方, 高炭酸ガス血症を伴わない COPD 患者に対しては, 高脂肪の優位性は認めず, むしろ胃における停留時間が長くなり, 食後の腹満や呼吸困難の増悪要因となる可能性が指摘されている [33].

今回のメタ解析はこれまでの報告と同様, 栄養補給療法による 1 秒量の改善は認めない (図 10) が, 運動耐容能の指標である 6 分間歩行距離は改善 (図 7) した [34, 35]. American Thoracic Society/European Respiratory Society (ATS/ERS) の official statement [36] では, 栄養補給療法と呼吸リハビリテーションの併用療法の必要性が明記されている. タンパク同化作用と抗炎症作用の面から, 栄養療法と低強度運動療法との併用が推奨される. 併用効果を高める栄養素材と

して，BCAA（ロイシン）やロイシンの中間代謝物で強力なタンパク同化作用を有する β-ヒドロキシ-β-メチル酪酸，n-3系脂肪酸，ホエイたんぱく質，クレアチンなどが期待されるが，十分なコンセンサスは得られていない．今回の SR では，表1にあげたように様々な介入が含まれていた．そこで介入別にサブ解析として①ビタミンのみ（3編）[15, 23, 25] ②クレアチン（3編）[18, 20, 21] ③多価不飽和脂肪酸（3編）[14, 16, 24] ④クレアチン，ビタミン D，脂肪酸のいずれかを含む介入（9編）[14~16, 18, 20, 21, 23~25] ⑤エネルギーに加え，たんぱく質または分岐鎖アミノ酸の介入（6編）[13, 17, 19, 22, 26, 27] の結果を，参考情報として各アウトカム別の結果において付記した（図2～10）．このなかで，エネルギーに加え，たんぱく質または分岐鎖アミノ酸の介入は体重，脂肪量，握力に有意な効果を認めた．なお，同種の要素による介入でもアウトカム間の結果に必ずしも一定の傾向は認められず，サブ解析の解釈には注意を要する．たとえばクレアチンのみの介入の3編[18, 20, 21] では，FFM については1編のみ介入効果を認め，脂肪量（fat mass：FM）については3編とも有意ではなかった．

また，今回対象とした検討は，前述したとおりサルコペニアやフレイルの合併を対象群と限定した検討はなかったものの，van Beers らの検討[27] では，ロイシン，n-3系脂肪酸ならびにビタミン D を強化する12ヵ月間の介入（運動療法併用）を行い，体重の増加傾向や身体活動量の向上などの結果を報告しており，対象を除脂肪量指数の低下群（すなわち筋量低下群）に限定していた．このように，本 CQ の対象（サルコペニア）に近い患者群に対する検討と考えることができるため，今後同様の検討がさらに検証されることが期待される．

まとめとしては，安定期 COPD 患者に対して施行した栄養補給療法により，握力や大腿四頭筋力などの筋力の改善は認めないが，体重や FFM の増加，および6分間歩行距離などの運動耐容能が改善すると考えられた．COPD 患者に対して栄養補給療法を行うことで，筋力，身体機能，骨格筋量で評価されるサルコペニアや，体重，筋力，疲労感，歩行速度，身体活動などから評価されるフレイルが改善することが期待され，同時に発症予防につながると考えられた．

対象をフレイル・サルコペニアに限定された検討はなかったが，COPD 患者は高率にフレイル・サルコペニアの合併が報告されていることから，今回の SR とメタ解析の結果は本 CQ に対して外挿可能と考えられ，弱い推奨（提案）とした．上記のように SR に使用した対象者がフレイル・サルコペニアに限定できなかったこともあり，そのエビデンス確実性は D とした．同様に，死亡，入院，ADL 低下などの不良転帰を明確なアウトカムとして効果を検証した文献はなかったが，CQ16a, b での治療に対する有効性と，害は考えにくいことや連続性を考慮し転帰不良に対しても有効な可能性があると考えるにいたり，CQ16c についても弱い推奨（提案）とし，エビデンスの確実性は非常に弱い（D）と判断した．

また，今回の SR では COPD 以外の呼吸器疾患に対する介入研究は認められなかった．このため，食事・栄養療法を勧めるだけの根拠が明確ではないが，慢性呼吸不全状態に陥る呼吸器疾患においては同様の効果が期待できるとして，COPD 以外の呼吸器疾患に起因する呼吸不全患者においても，提案するという推奨とした．

今後，特に COPD 患者に対する食事・栄養療法がサルコペニアやフレイル予防にどのような効果があるのか，また，サルコペニアやフレイル合併する COPD 患者に対して具体的に有効な食事・栄養療法が何かを検討し，長期的な効果を評価・蓄積する必要があり，COPD 以外の呼吸器疾患，たとえば非結核性抗酸菌症についても検証が必要であり，慢性呼吸不全患者として近年間質性肺疾患患者の増加が報告され，運動療法の効果が検証されていることから，さらにエビデンス構築が進むことが期待される．

文献

1) 呼吸不全に関する在宅ケア白書作成ワーキンググループ（編）．呼吸不全に関する在宅ケア白書 2024　https://www.jrs.or.jp/publication/file/Respiratory_Care_White_Paper_2024.pdf

2) 日本呼吸器学会 COPD ガイドライン第 6 版作成委員会．COPD（慢性閉塞性肺疾患）診断と治療のためのガイドライン 2022（第 6 版）．メディカルレビュー社．2022

3) 吉川雅則，木村　弘．栄養障害．日本内科学会雑誌 **101**: 1562-1570

4) Schols AM, Slangen J, Volovics L, Wouters EF. Weight loss is a reversible factor in the prognosis of chronic obstructive pulmonary disease. Am J Respir Crit Care Med 1998; **157** (6 Pt 1): 1791-1797

5) Landbo C, Prescott E, Lange P, et al. Prognostic value of nutritional status in chronic obstructive pulmonary disease. Am J Respir Crit Care Med 1999; **160**: 1856-1861

6) Schols AM, Broekhuizen R, Weling-Scheepers CA, Wouters EF. Body composition and mortality in chronic obstructive pulmonary disease. Am J Clin Nutr 2005; **82**: 53-59

7) Tanimura K, Sato S, Fuseya Y, et al. Quantitative Assessment of Erector Spinae Muscles in Patients with Chronic Obstructive Pulmonary Disease. Novel Chest Computed Tomography-derived Index for Prognosis. Ann Am Thorac Soc 2016; **13**: 334-341

8) eSTAT ホームページ：患者調査平成 26 年患者調査上巻（全国）　https://www.e-stat.go.jp/stat-search/files?page=1&layout=datalist&toukei=00450022&tstat=000001031167&cycle=7&year=20140&tclass1=000001077497&tclass2=000001077498&tclass3val=0

9) Benz E, Trajanoska K, Lahousse L, et al. Sarcopenia in COPD: a systematic review and meta-analysis. Eur Respir Rev 2019; **28**: 190049

10) Jones SE, Maddocks M, Kon SS, et al. Sarcopenia in COPD: prevalence, clinical correlates and response to pulmonary rehabilitation. Thorax 2015; **70**: 213-218

11) Hwang JA, Kim YS, Leem AY, et al. Clinical Implications of Sarcopenia on Decreased Bone Density in Men With COPD. Chest 2017; **151**: 1018-1027

12) Marengoni A, Vetrano DL, Manes-Gravina E, et al. The Relationship Between COPD and Frailty: A Systematic Review and Meta-Analysis of Observational Studies. Chest 2018; **154**: 21-40

13) Ahmadi A, Eftekhari MH, Mazloom Z, et al. Fortified whey beverage for improving muscle mass in chronic obstructive pulmonary disease: a single-blind, randomized clinical trial. Respir Res 2020; **21**: 216

14) Aslani MR, Matin S, Nemati A, et al. Effects of conjugated linoleic acid supplementation on serum levels of interleukin-6 and sirtuin 1 in COPD patients. Avicenna J Phytomed 2020; **10**: 305-315

15) Bjerk SM, Edgington BD, Rector TS, Kunisaki KM. Supplemental vitamin D and physical performance in COPD: a pilot randomized trial. Int J Chron Obstruct Pulmon Dis 2013; **8**: 97-104

16) Broekhuizen R, Wouters EF, Creutzberg EC, et al. Polyunsaturated fatty acids improve exercise capacity in chronic obstructive pulmonary disease. Thorax 2005; **60**: 376-382

17) Calder PC, Laviano A, Lonnqvist F, et al. Targeted medical nutrition for cachexia in chronic obstructive pulmonary disease: a randomized, controlled trial. J Cachexia Sarcopenia Muscle 2018; **9**: 28-40

18) De Benedetto F, Pastorelli R, Ferrario M, et al. Supplementation with Qter® and Creatine improves functional performance in COPD patients on long term oxygen therapy. Respir Med 2018; **142**: 86-93

19) de Bisschop C, Caron F, Ingrand P, et al. Does branched-chain amino acid supplementation improve pulmonary rehabilitation effect in COPD? Respir Med 2021; **189**: 106642

20) Deacon SJ, Vincent EE, Greenhaff PL, et al. Randomized controlled trial of dietary creatine as an adjunct therapy to physical training in chronic obstructive pulmonary disease. Am J Respir Crit Care Med 2008; **178**: 233-239

21） Fuld JP, Kilduff LP, Neder JA, et al. Creatine supplementation during pulmonary rehabilitation in chronic obstructive pulmonary disease. Thorax 2005; **60**: 531-537

22） Gurgun A, Deniz S, Argın M, Karapolat H. Effects of nutritional supplementation combined with conventional pulmonary rehabilitation in muscle-wasted chronic obstructive pulmonary disease: a prospective, randomized and controlled study. Respirology 2013; **18**: 495-500

23） Hornikx M, Van Remoortel H, Lehouck A, et al. Vitamin D supplementation during rehabilitation in COPD: a secondary analysis of a randomized trial. Respir Res 2012; **13**: 84

24） Kim JS, Thomashow MA, Yip NH, et al. Randomization to Omega-3 Fatty Acid Supplementation and Endothelial Function in COPD: The COD-Fish Randomized Controlled Trial. Chronic Obstr Pulm Dis 2021; **8**: 41-53

25） Rafiq R, Prins HJ, Boersma WG, et al. Effects of daily vitamin D supplementation on respiratory muscle strength and physical performance in vitamin D-deficient COPD patients: a pilot trial. Int J Chron Obstruct Pulmon Dis 2017; **12**: 2583-2592

26） Steiner MC, Barton RL, Singh SJ, Morgan MD. Nutritional enhancement of exercise performance in chronic obstructive pulmonary disease: a randomised controlled trial. Thorax 2003; **58**: 745-751

27） van Beers M, Rutten-van Mölken M, van de Bool C, et al. Clinical outcome and cost-effectiveness of a 1-year nutritional intervention programme in COPD patients with low muscle mass: The randomized controlled NUTRAIN trial. Clin Nutr 2020; **39**: 405-413

28） Akner G, Cederholm T. Treatment of protein-energy malnutrition in chronic nonmalignant disorders. Am J Clin Nutr 2001; **74**: 6-24

29） 日本臨床栄養代謝学会．日本臨床栄養代謝学会 JSPEN テキストブック，南江堂，2021

30） 日本病態栄養学会．病態栄養専門管理栄養士のための病態栄養ガイドブック（改訂第 7 版），南江堂，2022

31） Deutz NE, Bauer JM, Barazzoni R, et al. Protein intake and exercise for optimal muscle function with aging: recommendations from the ESPEN Expert Group. Clin Nutr 2014; **33**: 929-936

32） Jonker R, Deutz NE, Erbland ML, et al. Effectiveness of essential amino acid supplementation in stimulating whole body net protein anabolism is comparable between COPD patients and healthy older adults. Metabolism 2017; **69**: 120-129

33） Akrabawi SS, Mobarhan S, Stoltz RR, Ferguson PW. Gastric emptying, pulmonary function, gas exchange, and respiratory quotient after feeding a moderate versus high fat enteral formula meal in chronic obstructive pulmonary disease patients. Nutrition 1996; **12**: 260-265

34） Ferreira IM, Brooks D, White J, Goldstein R. Nutritional supplementation for stable chronic obstructive pulmonary disease. Cochrane Database Syst Rev 2012; **12**: Cd000998

35） Collins PF, Elia M, Stratton RJ. Nutritional support and functional capacity in chronic obstructive pulmonary disease: a systematic review and meta-analysis. Respirology 2013; **18**: 616-629

36） Spruit MA, Singh SJ, Garvey C, et al. An official American Thoracic Society/European Respiratory Society statement: key concepts and advances in pulmonary rehabilitation. Am J Respir Crit Care Med 2013; **188**: e13-64

J）糖尿病

CQ17

糖尿病に伴うサルコペニアならびにフレイルの予防・治療に対する食事・栄養の有用性

CQ17a：予防に食事・栄養は有用か？

[ステートメント]

●高齢者を含む2型糖尿病患者に対するロイシン・ビタミンD・ホエイたんぱく質などを含む複合栄養介入によるサルコペニアならびにフレイルの予防効果について，今のところ研究が乏しく十分なエビデンスはないものの効果は期待でき，行うことを提案する．

（推奨の強さ：弱，エビデンスの確実性：C）

●高齢者を含む2型糖尿病患者に対するアミノ酸・たんぱく質摂取または栄養指導（アミノ酸・たんぱく質摂取の最適量の維持または充足を図る指導）とレジスタンス運動との併用によるサルコペニアの予防効果について，必ずしも介入研究の結果は一致していないものの効果は期待でき，行うことを提案する．

（推奨の強さ：弱，エビデンスの確実性：B）

●高齢者を含む2型糖尿病患者に対する栄養指導（たんぱく質摂取を含む最適な栄養状態を維持するための栄養指導）と運動（レジスタンス運動または身体活動の強化）の併用によるフレイルの予防効果については，なお研究が乏しく十分なエビデンスはないものの効果は期待でき，行うことを提案する．

（推奨の強さ：弱，エビデンスの確実性：C）

CQ17b：治療に食事・栄養療法は有用か？

[ステートメント]

●サルコペニアまたはフレイルを合併した2型糖尿病患者を対象とした食事または栄養の単独療法の治療効果に関してはエビデンスにつながる介入研究は少なかったが，最適な栄養状態の維持を目的とした栄養指導とレジスタンス運動との併用により身体機能が改善する可能性があり，行うことを推奨する．

（推奨の強さ：強，エビデンスの確実性：B）

CQ17c：食事・栄養療法は死亡，入院，ADL低下などの転帰不良を改善させるか？

[ステートメント]

●食事・栄養療法の糖尿病に伴うサルコペニアならびにフレイルに対する転帰不良への効果に関するエビデンスに資する報告はないが，高齢2型糖尿病患者（75歳以上）に対する十分なたんぱく質摂取（1.15 g/kg/日以上）が死亡を抑制する可能性があり，行うことを提案する．

（推奨の強さ：弱，エビデンスの確実性：C）

解説

　糖尿病はフレイルまたはサルコペニアと悪循環を形成することが知られており，糖尿病とフレイル，またはサルコペニアが合併すると要介護移行や生命予後の悪化につながることも報告されている[1,2]。「高齢者糖尿病診療ガイドライン 2023」[3] では，高齢者糖尿病におけるエネルギー指示量において，フレイル予防では身体活動レベルより大きいエネルギー係数を設定して算出すること，また高齢者のフレイル・サルコペニアの予防のためには十分なたんぱく質を摂取させることが記載されている．特に後者については，国内外の前向きコホート研究において 1.0〜1.2 g/kg/日以上のたんぱく質摂取でフレイル発症が少なかった[4]，あるいは筋力や身体機能の低下が軽減されていた[5] ことなどが示されている．しかし，糖尿病患者に伴うサルコペニアまたはフレイルの予防または治療として食事・栄養が有用かを明らかにするためには，ランダム化比較試験（RCT）によるエビデンスを検討する必要がある．

　今回，糖尿病に伴うサルコペニアならびにフレイルの予防・治療に対する食事・栄養の有用性を検討するためのシステマティックレビュー（SR）を実施した．検索の結果，ハンドサーチを含め計 1,047 編の一次スクリーニングを実施し，29 編が二次スクリーニングの対象となった．RCT 以外の研究が 20 編，RCT が 8 編，SR が 1 編であった．2023 年に発表された「高齢者糖尿病診療ガイドライン 2023」においてもサルコペニアまたはフレイルに対する食事・栄養に関してまとめられているが，本ガイドライン作成にあたっては RCT と SR に限定して検討することとし，最終的に RCT 8 編，SR 1 編の計 9 編を本 CQ の対象文献とした（図 1）．また，今回の検索では 1 型糖尿病に関する文献は検索し得ず，今回の SR は 2 型糖尿病に限ったものとなった．

　CQ17a に関しては，サルコペニア指標の変化をアウトカムとした，2 型糖尿病患者を対象とした栄養のみの予防介入の RCT は，SR からの文献も含めて 7 編であった．生活習慣に対する介入中の肥満 2 型糖尿病高齢者（55 歳以上，123 名）を対象に，ロイシンとビタミン D を強化したホエイたんぱく質飲料の骨格筋量への影響を検討した RCT では，四肢骨格筋量（標準化平均差［standardized mean difference：SMD］＋0.36 kg，95％CI 0.005〜0.71）と除脂肪体重（SMD ＋0.92 kg，95％CI 0.19〜1.65）に有意な増加がみられたが，下腿骨格筋量の有意な増加はみられなかった[6]．高齢 2 型糖尿病患者 29 名を対象に，参加者を栄養指導（エビデンスに基づいた高齢者 2 型糖尿病のための 30 分の集団栄養指導を週 2 回）＋運動（30 分の集団運動とウォーキングを週 2 回）群（$n=8$），栄養指導のみ群（$n=6$），対照群（$n=15$）に無作為に分け，3 ヵ月間の介入後に体組成と身体機能への影響を検討した研究では，栄養指導＋運動群では身体機能の改善がみられ，栄養指導のみ群において骨格筋量の改善がみられた[7]．Hashimoto らがまとめた糖尿病患者におけるサルコペニアまたはフレイル予防をターゲットにした栄養・運動に関する SR では，栄養のみの RCT 6 編のうち，たんぱく質摂取の強化が 2 編，ビタミン D が 1 編，アマニ油が 1 編，高麗人参が 1 編，炭水化物量の調節が 1 編含まれていた．肥満 2 型糖尿病患者を対象としたものが 5 編と多いこともあるが，すべて筋肉量をアウトカムとしたものであり，前述のロイシンとビタミン D 強化ホエイたんぱく質飲料の併用のみで筋肉量が対照群よりも増加した報告[6] 以外，たんぱく質摂取の強化やビタミン D など単独の栄養素を用いた RCT では筋肉量の変化は対照群と差がなかった[8]．以上から，ロイシン，ビタミン D，ホエイたんぱく質などを含む複合栄養介入によるサルコペニア，フレイルの予防効果は一定していないものの悪化させるという報告はなく，弱い推奨（提案）とし，エビデンスの確実性は弱（C）とした．

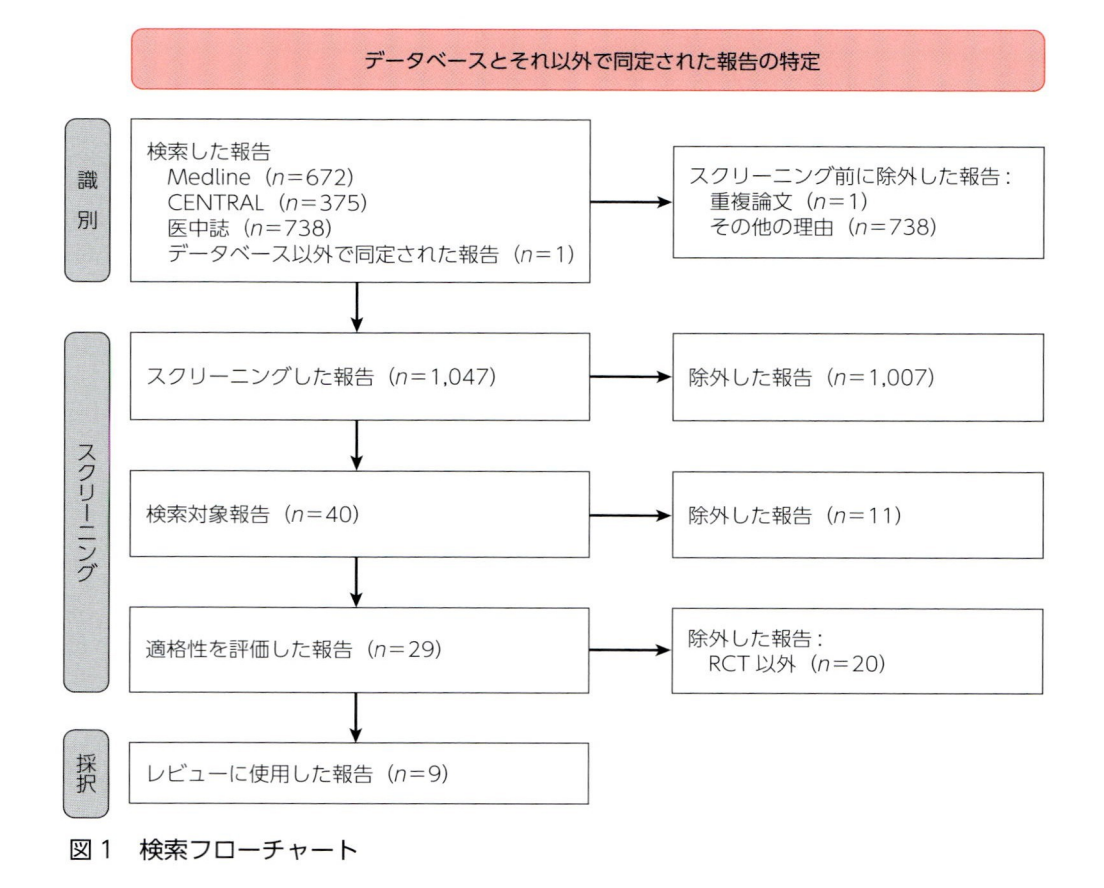

図1　検索フローチャート

　サルコペニア指標の変化をアウトカムとした2型糖尿病患者を対象とした栄養と運動の複合による予防介入のRCTは，Hashimotoらの SR[8] からの文献も含めて6編であった．70歳代の2型糖尿病患者60名を対象に，対照群（C），レジスタンス運動群（R），レジスタンス運動＋ロイシンリッチアミノ酸サプリメント摂取群（6 g/日）（RL）の3群に無作為に割り付け，48週間の前向き比較試験を行ったところ，膝伸展筋力はRL群で介入前後6.4 Nm（トルク）有意に増加した（$p=0.036$）ものの，3群間比較では差はなかった．また，身体機能，骨格筋量，認知機能も3群間で差はなかった[9]．前述の高齢2型糖尿病患者を対象に栄養指導＋運動群，栄養指導のみ群，対照群に分け，3ヵ月間の介入後の体組成と身体機能への影響を検討した研究では，栄養指導＋運動群において身体機能（椅子からの立ち上がり）の改善が大きい傾向がみられた[7]．過体重または肥満2型糖尿病患者（50〜75歳，198名）を対象に，ホエイたんぱく質（毎朝20 gと運動後20 g）＋ビタミンD（2,000 IU/日）サプリメントと漸進的レジスタンス運動の併用（$n=98$）がサルコペニア指標に及ぼす影響を，レジスタンス運動のみ（$n=100$）と比較検討したRCTでは，24週時点で背筋力と下肢筋力は両群とも改善したが，有意な群間差はみられなかった[10]．前述の SR[8] では，栄養と運動の複合介入RCTは重複を除くと3編あり，うちひとつはたんぱく質摂取の強化（1.2 g/kg/日），ひとつはたんぱく質 1.0 g/kg/日の維持を目標とする管理栄養士による指導，ひとつはガイドラインに基づく教育であった．そのうち高齢2型糖尿病患者（65〜85歳，平均BMI

$35\,kg/m^2$）を対象に，強化ライフスタイル介入群（500〜750 kcal/日の摂取エネルギーの減量とたんぱく質 1.0 g/kg/日の摂取を目標とした週 1 回の栄養指導，施設での週 3 回，1 回 90 分間の有酸素運動とレジスタンス運動を実施，$n=50$）と，通常ライフスタイル介入群（月 1 回の受診毎の健康的な食事に関する集団指導，$n=50$）に分け，1 年間の介入後に除脂肪量，筋力，身体機能への影響を比較したところ，介入群で除脂肪量は有意に低下した一方で，筋力，歩行速度は有意に増加した[11]．このようにたんぱく質摂取の強化と運動の併用であってもサルコペニア指標への効果は一定していないが，少なくとも悪化させるというエビデンスは存在せず，弱い推奨（提案）とし，RCT 研究を基盤としたエビデンスが多いため確実性は中とした．

　フレイルの発症をアウトカムとした 2 型糖尿病患者の RCT は，今回の検索では栄養と運動の複合による予防介入 1 編のみであった．過体重または肥満 2 型糖尿病患者（45〜76 歳，BMI $25\,kg/m^2$ 以上，$n=4{,}859$）を対象に減量と身体活動を促進する集中的生活習慣介入（摂取エネルギー制限＋総摂取エネルギーの 15％以上のたんぱく質摂取，身体活動（175 分/週以上），食事カウンセリング，危険因子のモニタリング）の効果を，対照（教育のみ）群と比較した RCT（Look Action for Health in Diabetes Study（Look AHEAD））の報告がある．その対象者のうち，フレイル評価（Fried Criteria の体重減少以外の 4 項目のうち 3 項目以上該当をフレイルと判定）がされた 2,979 名を対象とした追跡調査（Extension Wave，中央値 14 年）において介入グループ間でフレイルの有病率を比較したところ，フレイルと判定された対象者は集中的介入群で 10.9％，教育群で 11.6％と差を認めなかった（OR 0.94，95％CI 0.75〜1.18，$p=0.60$）[12]．本研究は減量を目的とした摂取エネルギー制限とたんぱく質摂取の強化と運動との併用のフレイル発症に対する影響をみたものであり，摂取エネルギー制限を含まず，たんぱく質摂取の強化と運動との併用が糖尿病に伴うフレイルを予防し得るかについては明らかではないが，悪化はさせないと考えられる．そのため，栄養指導と運動の併用によるフレイルの予防を行うことを弱く推奨（提案）するとし，エビデンスの確実性は弱（C）とした．

　一方，CQ17b に関してはフレイル 2 型糖尿病患者を対象に治療をターゲットとした RCT は 1 編であった．70 歳以上のプレフレイルまたはフレイル 2 型糖尿病患者（平均 78.4 歳，964 名）を対象に，身体機能に対する複合的介入（16 週間の個別化漸進的レジスタンス運動プログラム，最適な栄養状態の維持・低血糖の回避・シックデイなどの行動変容などに焦点を当てた計 7 回の栄養指導プログラム，これらのプログラムの実施者に対する適切な血糖または血圧管理に必要な知識の教育）による身体機能（Short Physical Performance Battery；SPPB）への影響を，通常ケアと比較した RCT である MID-Frail 研究では，12 ヵ月後の SPPB スコアが複合的介入群で通常ケア群より 0.85 ポイント有意に高かった（95％CI 0.44〜1.26，$p<0.0001$）．このことから，プレフレイルまたはフレイル糖尿病患者では栄養教育プログラムと運動の併用が身体機能を改善させる可能性がある[13]．また，プレフレイルまたはフレイル高齢 2 型糖尿病患者 52 例に対して Mid-Frail 研究と同じ複合的介入（レジスタンス運動と栄養指導）を，16 週間 2 回行い，2 年後まで追跡した前向きコホート研究では，18 週目，68 週目，2 年後と徐々に効果は薄れるものの SPPB スコアの改善がみられた．この結果もレジスタンス運動と栄養指導の介入が身体的フレイルを予防させる可能性を支持する[14]．以上から，サルコペニアまたはフレイルを合併した 2 型糖尿病患者を対象とした食事または栄養の単独療法の治療効果に関しては，エビデンスにつながる介入研究が検索されなかったが，すでに「高齢者糖尿病診療ガイドライン 2023」において目標体重に基づいた総エネルギー摂取量の摂取と十分なたんぱく質の摂取がサルコペニアまたはフレイルの予防の観点からは推奨されていること，また最適な栄養状態の維持を目的とした栄

養指導とレジスタンス運動との併用により身体機能が改善する可能性は示されていることから，行うことを推奨する，とした．サルコペニアまたはフレイル糖尿病患者を対象とした食事・栄養療法に関する今後のエビデンスにより明確化されることが期待される．

　CQ17c に関しては，冒頭で述べたように糖尿病にサルコペニアまたはフレイルが併存すると，要介護リスクや死亡が増加することが報告されている．日本人 2 型糖尿病患者を対象にした 2 編のコホート研究（JDCS，J-EDIT）のプール解析（平均年齢 63 歳，$n=2,494$）において，75 歳未満ではたんぱく質摂取量と死亡リスクとの関係はないが，75 歳以上ではたんぱく質摂取量が 1.15 g/kg/日未満で死亡リスクが増加することが報告されている[15]．また，同じ集団において，BMI と死亡リスクとの関連も検討されており，75 歳以上では低 BMI（18.5 kg/m² 未満）で死亡リスクが増加することが報告されている[16]．現時点では糖尿病に伴うサルコペニアならびにフレイルに対する食事・栄養療法の死亡，入院，ADL 低下などの転帰不良への影響を直接的にみた文献はないが，これらのエビデンスを考慮すると，サルコペニアまたはフレイルを伴う糖尿病患者に対する最適なたんぱく質摂取が死亡リスクを改善することは期待でき，弱い推奨（提案）とした．また，直接的なエビデンスがないこともあり，エビデンスの確実性は弱（C）とした．

　本 SR において，糖尿病患者を対象にサルコペニアまたはフレイルをアウトカムとして食事・栄養介入効果を検討した文献は一定数抽出された．そのうち，特に海外からの文献は過体重または肥満糖尿病患者に対象にしたものが多く，筋肉量への効果を示すものが少なかったが，筋力，身体機能に対しては効果を示すものがみられた．肥満高齢糖尿病患者にはサルコペニア肥満患者が含まれている可能性はあるが，サルコペニア肥満の診断基準がまだ一定していないこともあり，今回 CQ として取り上げることは避けた．サルコペニア糖尿病患者を対象とした食事・栄養療法の RCT は抽出されなかったが，フレイル糖尿病患者を対象とした食事・栄養療法の RCT は 1 編あり，栄養指導と運動の併用で身体機能の改善が得られている．また，栄養素に関してビタミン D やアミノ酸による介入研究が少ないことも明らかとなった．本 CQ の推奨レベルの真偽を明らかにするためには，サルコペニアやフレイル糖尿病患者を対象に食事・栄養介入の是非を検討したエビデンスレベルの高い研究が必要である．

文献

1) Kitamura A, Taniguchi Y, Seino S, et al. Combined effect of diabetes and frailty on mortality and incident disability in older Japanese adults. Geriatr Gerontol Int 2019; **19**: 423-428
2) Beretta MV, Dantas Filho FF, et al. Sarcopenia and Type 2 diabetes mellitus as predictors of 2-year mortality after hospital discharge in a cohort of hospitalized older adults. Diebates Res Clin Pract 2020; **159**: 107969
3) 日本老年医学会・日本糖尿病学会（編・著）．高齢者糖尿病診療ガイドライン 2023，南江堂，2023
4) Beasley JM, LaCroix AZ, et al. Protein intake and incident frailty in the Women's Health Initiative observational study. J Am Geriatr Soc 2010; **58**: 1063-1071
5) Rahi B, Morais JA, Gaudreau P, et al. Energy and protein intakes and their association with a decline in functional capacity among diabetic older adults from the NuAge cohort. Eur J Nutr J 2016; **55**: 1729-1739
6) Memelink RG, Pasman WJ, Bongers A, et al. Effect of an Enriched Protein Drink on Muscle Mass and Glycemic Control during Combined Lifestyle Intervention in Older Adults with Obesity and Type 2 Diabetes: A Double-Blind RCT. Nutrients 2020; **13**: 64
7) Vieira ER, Cavalcanti FADC, Civitella F, et al. Effects of Exercise and Diet on Body Composition and Physical Function in Older Hispanics with Type 2 Diabetes. Int J Environ Res Public Health 2021; **18**: 8019

8) Hashimoto Y, Takahashi F, Okamura T, et al. Diet, exercise, and pharmacotherapy for sarcopenia in people with diabetes. Metabolism 2023; **144**: 155585

9) Yamamoto Y, Nagai Y, Kawanabe S, et al. Effects of resistance training using elastic bands on muscle strength with or without a leucine supplement for 48 weeks in elderly patients with type 2 diabetes. Endocr J 2021; **68**: 291-298

10) Miller EG, Nowson CA, Dunstan DW, et al. Effects of whey protein plus vitamin D supplementation combined with progressive resistance training on glycaemic control, body composition, muscle function and cardiometabolic risk factors in middle-aged and older overweight/obese adults with type 2 diabetes: A 24-week randomized controlled trial. Diabetes Obes Metab 2021; **23**: 938-949

11) Celli A, Barnouin Y, Jiang B, et al. Lifestyle Intervention Strategy to Treat Diabetes in Older Adults: A Randomized Controlled Trial. Diabetes Care 2022; **45**: 1943-1952

12) Look AHEAD Research Group. The Association of Prior Intensive Lifestyle Intervention and Diabetes Support and Education With Frailty Prevalence at Long-Term Follow-Up in the Action for Health in Diabetes Extension Study. J Gerontol A Biol Sci Med Sci 2022; **77**: 2040-2049

13) Rodriguez-Mañas L, Laosa O, Vellas B, et al. European MID-Frail Consortium. Effectiveness of a multimodal intervention in functionally impaired older people with type 2 diabetes mellitus. J Cachexia Sarcopenia Muscle 2019; **10**: 721-733

14) Izquierdo M, Laosa O, Cadore EL, et al. Two-Year Follow-up of a Multimodal Intervention on Functional Capacity and Muscle Power in Frail Patients With Type 2 Diabetes. J Am Med Dir Assoc 2021; **22**: 1906-1911

15) Yamaoka T, Araki A, Tamura Y, et al, Ito H, Sone H. Association between Low Protein Intake and Mortality in Patients with Type 2 Diabetes. Nutrients 2020; **12**: 1629

16) Tanaka S, Tanaka S, Iimuro S, et al; Japan Diabetes Complications Study Group and the Japanese Elderly Diabetes Intervention Trial Group. Body mass index and mortality among Japanese patients with type 2 diabetes: pooled analysis of the Japan diabetes complications study and the Japanese elderly diabetes intervention trial. J Clin Endocrinol Metab 2014; **99**: E2692-E2696

索 引

サルコペニア・フレイルに関する栄養管理ガイドライン 2025

2025 年 4 月 30 日　発行	編集者　日本臨床栄養学会， 　　　　日本サルコペニア・フレイル学会 発行者　小立健太 発行所　株式会社 南 江 堂 〒113-8410 東京都文京区本郷三丁目 42 番 6 号 ☎（出版）03-3811-7198　（営業）03-3811-7239 ホームページ https://www.nankodo.co.jp/ 印刷・製本 日経印刷 装丁 渡邊真介

Guidelines for Nutritional Management of Sarcopenia and Frailty 2025
© The Japanese Society of Clinical Nutrition, Japanese Association on Sarcopenia and Frailty, 2025